9
医療安全
BOOKS

医療安全研修

テーマ・実践例集

研修が活性化する計画から実施のコツまで

監修 日本医療マネジメント学会

日本医療マネジメント学会医療安全委員会委員長
東京医療保健大学 副学長
坂本すが

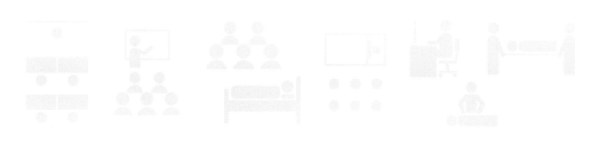

MC メディカ出版

☰ はじめに

　日本医療マネジメント学会の医療安全分科会では毎年1回、セミナーを開催しています。全国から80名以上の方々が参加されますが、その際によく聞こえてくる声として、「担当者が3年くらいで交代することもあり、医療安全研修のテーマ選定に困る」「なかなか参加してくれない人たちがいる」「研修内容が現場に活かされているのかどうか」などといった事柄があります。

　特に病院全体を視野に入れた研修となると、どこに焦点を置いたら良いのかと、困る方もおられるでしょう。また、職種別で見ると、最も患者のそばにいてケアの実施者である看護師への医療安全教育は常に大きな課題ですし、医師がなかなか参加してくれないという悩みもよく伺います。

　担当者がせっかくがんばって研修をしても、参加者がやらされ感満載の態度をとったり、居眠りされてしまうようでは、実施側のモチベーションも下がります。

　当書籍では、そんな困りごとにこたえるべく、現場で自ら同じように悩みながら試行錯誤しつつ研修実践をなさっている方々に、それぞれの取り組み・工夫をご執筆いただきました。

　第1章は、医療安全の「い・ろ・は」として、医療安全研修の基本的な考え方を示していただきました。

　第2章は、医療安全研修実践例です。執筆は、日本医療マネジメント学会学術総会（2018年、2019年）と、日本医療マネジメント学会雑誌において医療安全に関する取り組みを発表された皆さんにお願いしました。

　研修対象は全職員、看護部、医師、コメディカルと幅広く、研修実施主体も、医療安全管理者だけでなく、各部署のメンバーが一緒に取り組んでおられる例も多数あります。それぞれ、現場のどんな課題に対して、どのような取り組みをしているか、また今後の課題について触れていただきました。

　2020年春先からの新型コロナウイルス感染症対策として、厚労省より5月に、「医療法で規定された委員会及び研修等について、現に支障が生じている場合には延期又は休止等の措置をして差し支えない、ただし当該支障がなくなり次第、速やかに当該措置を見直すこと」との通達があり、医療安全に係る職員研修もその中に含まれています。

　しかし、医療の安全を保つためには感染症対策下でも、なんらかの形で教育を継続していく必要はあります。新入職員研修もままならず、eラーニングや動画視聴に取り組んでおられる施設も多いと聞きます。

　今回ご執筆いただいた内容は、基本的に、新型コロナウイルス感染症対策以前の取り組み内容ですが、医療における安全の課題は普遍的なものであり、研修手法は異なっても、課題をどう見つけ、それをどう教育していくかという考え方の根幹は変わりません。

　当書籍を通じて、現場ならではの困りごとへの工夫に満ちた研修や対応のしかたが、研修担当者の皆さまの引き出しの1つに加われればと思います。

2020年9月

日本医療マネジメント学会　医療安全委員会　委員長

坂本すが

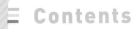

Contents

医療安全 BOOKS9　医療安全研修テーマ・実践例集
ー研修が活性化する計画から実施のコツまで

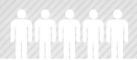

急変対応

コミュニケーション

院内暴力

研修参加率向上

関連資料・チェックリストのダウンロード資料について

　院内で行う研修の参考資料として、本文中にある図表または本文中には掲載されていない、各項目の関連資料を、web からダウンロードできるようにしました。ダウンロードできる資料には、（↓）のマークをつけています。資料のダウンロード方法、また使用にあたっての注意は、以下に記載しています。

ダウンロード方法

　本書の資料は、弊社 WEB サイトからダウンロードすることができます。以下の手順にて本書専用 WEB ページにアクセスしてください。

❶ メディカ出版ホームページにアクセスしてください。
https://www.medica.co.jp/

❷ ログインします。
　＊メディカパスポートを取得されていない方は、「はじめての方へ／新規登録」（登録無料）からお進みください。

❸『医療安全 BOOKS9 医療安全研修テーマ・実践例集―研修が活性化する計画から実施のコツまで』の紹介ページ（https://www.medica.co.jp/catalog/book/8065）を開き、「研修資料のダウンロード」をクリックします。
　（URL を入力していただくか、キーワード検索で商品名を検索し、本書紹介ページを開いてください）。

❹「ファイルライブラリ」ページに移動します。「ロック解除キー入力」ボタンを押すと、ロック解除キーの入力画面が出ます（ロック解除キーボタンはログイン時のみ表示されます）。入力画面にロック解除キーを入力して、送信ボタンを押してください。

❺「ロック解除キー入力」ボタンが「ダウンロード」に更新され、研修資料のダウンロードが可能になります。

▶▶ ロック解除キー：anzen20kenshu

＊ WEB サイトのロック解除キーは、本書発行日（最新のもの）より 3 年間有効です。有効期間終了後、本サービスは読者に通知なく休止もしくは終了する場合があります。

＊メディカパスポート ID・パスワードの、第三者への譲渡、売買、承継、貸与、開示、漏洩にはご注意ください。

ご使用にあたって、注意していただきたいこと

1 サービスの対象は、本書を購入いただいた方のみとします。メディカパスポートに登録した後、ダウンロードしていただけるシステムです。

2 パワーポイントおよびテンプレートは、施設内での参考資料としてご使用いただけます。

3 使用に当たっては必ず、資料ご提供者の施設名および「医療安全BOOKS 9 医療安全研修テーマ・実践例集」の出典表示を含めてください。一部を使用する場合も、必ず出典を明記してください。

4 ダウンロードした資料をもとに、作成・アレンジされた個々の制作物の正確性・内容につきましては、当社は一切責任を負いません。

5 ロック解除キーの第三者への再配布、商用利用はできません。

6 雑誌や書籍、その他の媒体および学術論文に転載をご希望の場合は、当社まで別途お問い合わせください。

この本の活用方法

• 医療安全研修のテーマ探し、現場での研修の進め方に悩んでいる医療安全管理者や研修担当者の参考書です。

• 研修の進め方の基本から研修を成功させる工夫やコツ、テーマ別・研修対象別の実践例を豊富に紹介しています。

第 **1** 章

医療安全研修の「い・ろ・は」

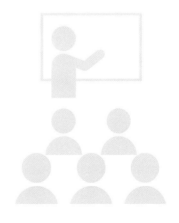

医療安全研修の「い・ろ・は」

東邦大学医療センター大森病院 医療安全管理部
渡邊正志

なぜ研修をしなくてはいけないか？

　職務上必要とされる知識や技能が不足していれば、結果的にその業務の遂行は困難になります。「研修」とは、職務上必要とされる知識や技能を高めるために、ある期間特別に勉強や実習をすることです。研修には、多くの人とともに行うものから、教室レベルで行うもの、マンツーマンのものもありますし、自分だけで行う自己研修やeラーニングというのもあります。医行為の研修であれば、通常、教材があり、具体的な手技のほかにその場のルールも教材に含まれ、これらを学んで習得しなければ、患者に被害がおよぶことが想定され、結果的にはその医行為は続けられなくなります。

1 つの行為に関する研修項目はとても幅広い〜採血の例

　具体例として、採血という医行為の研修を考えてみましょう。採血は針を静脈に刺して、必要な量の血液を採取するという医行為ですが、病院業務として行う場合、一連のその場のルールが付加されています。

　院内ルールを守って採血をするためには、指示にそってスピッツを準備、スピッツに患者のIDや名前を記載、採血量の計算をして、駆血帯や酒精綿、針とシリンジ、手袋や針捨て容器、止血用のテープの準備が必要です。端末で患者認証をして採血する場合は、認証機、医療者認識のカード、スピッツ認識のバーコードも必要です。

　また、患者に対する挨拶のしかた、名前の聞きかた、「アルコールの過敏はないですか？」「チクッとします」など、患者の不安を取り除くための声掛け、「誠にすみません、血管が逃げてしまいました」など、採血を失敗したときの声掛けや患者とのコミュニケーション方法も知らなければなりません。患者に「何の採血なの？」と聞かれたら、答えられなければなりません。

　患者間違いは一定の確率で起こります。当院でもA患者とB患者の採血結果が誤って配信され、退院可能な患者さんの入院が延びた事例を経験しました。採血スピッツが入れ替わったのが原因でした。また、医師が認証行為をせずに採血を担当し、採血スピッツが入れ替わって血液型が間違って配信されたという他院の例もあります。

　採血後の皮下血腫も一定の確率で発生し、これが原因で患者が他院の外来を受診し、その診療費をどうするかなども、よく耳にします。頻度は少ないですが、採血による神

経損傷もあります。採血直後の痛みに対しては、直後より穿刺部位や患者の訴えについて詳細のカルテ記載が求められるため、記載の方法も学んでおくべきです。

　自分は、自分だけは痛い目にあわない、そう思いたいのですが、なかなかそうはいきません。研修をしないと患者さんも自分自身も痛い目にあいます。

　このように、研修にあたって習得すべきものは、採血に関する知識、技能とともに、さらに病院ごとに違い、かなり多岐にわたります。

スキル（技能）と知識の習得

　習得すべきこととして、手技自体についてのテクニカルスキルと、患者とのコミュニケーションなどノンテクニカルスキル、これら2つの技能（表1）と、知識、例えばどこの血管をねらうべきか、何のための採血か、スピッツ内凝固を防ぐための方法、スピッツごとの特性なども含まれます。鼠径部からの採血は、テクニカルスキルに含まれますが、内側から静脈、動脈、神経が走っているという知識がないと、この部位からの採血はできません。

　採血を失敗した時の言い訳は、ノンテクニカルスキルに含まれますが、言い訳を知識として知っていなければ形にはなりません。テクニカルスキルもノンテクニカルスキルもともに知識とスキルは一体化したものです。同時に習得しておかなければ、腕が良いとは言われず、患者には問題視されます。

　ノンテクニカルスキルは臨床での実践に必要なテクニカルスキルを補完する役割を担っており、テクニカルスキルとノンテクニカルスキルは、決して対比的なものではなく、むしろ2つのスキルが相互に調和したとき、そのどちらのスキルもパフォーマンスが向上するという関係にあります。

▶▶ テクニカルスキルとノンテクニカルスキルの習得

　スキル（技能）は研修により習得できます。研修を大きく分けると、テクニカルスキルを習得するための研修とノンテクニカルスキルを習得するための研修の2つがあります。

　テクニカルスキルは、注射を例にあげたような技術習得を目指す研修です。

　ノンテクニカルスキルは患者に対する声掛けだけでなく、スタッフ同士のコミュニケーション、相互支援、状況認識、意思決定、リーダーシップなどチームワークを向上させる研修もあります。しかし、自分のスキルが他より劣っているとは感じていないことが多く、自ら研修に参加したいと思わないのが現状です。

表1　テクニカルスキルとノンテクニカルスキル

2つの技能	概念	具体例
テクニカルスキル Technical skill	専門的な医療知識や医療技術など 手先のワザ・効率の良い手技	手術・内視鏡・カテーテル操作 点滴・採血・専門知識
ノンテクニカルスキル Non-technical skill	人間と人間の関係性を重視した 認知的、社会的なスキル	挨拶・声掛け・リーダーシップ 懸念／責任・声出し・情報共有

スタッフ間のノンテクニカルスキルが足りなくて発生する事象を「チーム医療不全」と呼んでいますが、医療現場で発生する事故のほとんどはチーム医療不全が原因です。ある裁判官から、チーム医療不全も「過失になり得る」と聞きましたが、世間一般で使われているノンテクニカルスキルを知らなかったり、使えなかったりすると、過失になってしまう可能性があるということです。

このように、医療安全管理者はいろいろな研修を企画しなければいけません。

医療安全研修の「い・ろ・は」の「い」は「いろいろな研修を企画する」、となります。日常のなかに研修があり、日常の研修も企画して、知識も技能も学べるものにする必要性があります。

院内研修の概要

院内研修を取りまとめる部署は、院内で開催されるあらゆる研修のテーマ、研修方法、要する時間、参加対象者、関係資料等を院内に公開します。医療安全に関する研修もこの研修に含まれます。時間の都合上 e ラーニングとなる研修も含まれます。繰り返して開催される研修もあります。

部署別に配置された研修統括者は、自部署スタッフが高度の医療を提供するためにはどの研修が必要か考え、必要な研修を選択して自部署の研修プログラムを作成します。また、各研修の評価の方法を提示すること、研修計画全体の評価をすることも求められています。

すべての職種に求められる「業務の管理に関する研修」もあります。

医療安全研修に求められること

医療安全部門に配置された者は、高度な医療に関する医療安全の研修を準備し提供することが求められています。「医療安全管理者の業務指針および養成のための研修プログラム作成指針」[1]（以下、厚労省指針とする）があります。

その中の「医療安全に関する職員への教育・研修の実施」を表2に示します。

また、特定機能病院に求められている職員研修の内容には、表3のA、Bのような医療法施行規則の項目があります。

研修テーマを決める

医療安全研修のテーマは、法や倫理についての研修、医療の質の向上と安全の確保のための研修、コミュニケーション研修、多職種チーム医療の研修などの画一的な研修と、発生した事故等をきっかけにしたその都度の研修があります。

また、新しい術式の導入、新しい又は更新したルールや手順、医療機器、医薬品など、たえず新しくなったり、変化したりするものに対して、その都度知識と技能を学ぶ

表 2　「医療安全管理者の業務指針および養成のための研修プログラム作成指針」より、2）医療安全に関する職員への教育・研修の実施　部分（厚生労働省 医政局総務課 医療安全 推進室　2020 年 3 月改定）

2）医療安全に関する職員への教育・研修の実施
医療安全管理者は、職種横断的な医療安全活動の推進や、部門を超えた連携に考慮し、職員教育・研修の企画、実施、実施後の評価と改善を行う。
(1) 研修は、内容に応じて演習等を含む参加型研修となるよう企画する。
(2) 研修は、具体的な事例を用いて対策を検討するように企画する。
(3) 現場の職員だけでなく患者・家族、各分野の専門家等の外部の講師を選定するなど、対象および研修の目的に応じて企画する。
(4) 研修について考慮する事項
　　①研修の対象者
　　　a. 職種横断的な研修か、限定した職種への研修か
　　　b. 部署・部門を横断する研修か、部署および部門別か
　　　c. 職階別の研修か、経験年数別の研修か
　　②研修時間とプログラム
　　　a. 研修の企画においては、対象者や研修内容に応じて開催時刻を考慮する。
　　　b. 全員への周知が必要な内容については、複数回の実施やビデオ研修等により、全員が何らかの形で受講できるようにする。
　　　c. 研修への参加状況、参加者の意見、反応等を把握し、研修の企画・運営の改善に活かす。
　　③研修内容の例
　　　a. 医療の質の向上と安全の確保に必要な知識と技術に関する研修
　　　b. 医療安全の専門的知識や技術に関する研修
　　　c. 心理学・人間工学・労働衛生など、他分野から学ぶ安全関連知識や技術に関する研修
　　　d. 法や倫理の分野から学ぶ医療従事者の責務と倫理に関する研修
　　　e. 患者、家族や医療事故の被害者から学ぶ医療安全に関する研修
　　　f. 患者、家族、医療関係者間での信頼関係を構築するためのコミュニケーション能力の向上のための研修
(5) 研修実施後は、研修担当者とともに、参加者の反応や達成度等について研修を評価し、改善する。

表 3　医療法施行規則による職員研修の規定

A）医療法施行規則　第一条の十一第一項第三号に規定する職員研修
　医療に係る安全管理のため、従業者の医療の安全に関する意識、他の従業者と相互に連携して業務を行うことについての認識、業務を安全に行うための技能の向上等を目的として、医療に係る安全管理のための基本的な事項及び具体的な方策についての職員研修を実施すること。

B）医療法施行規則　第九条の二十五 第四項第二号に規定する職員研修
　第一条の十一第一項第三号に規定する職員研修のほか、次に掲げる事項について職員研修を実施すること。
(1) 第九条の二十の二第一項第一号及び第三号から第十号まで並びにホ及びへに掲げる事項に関する事項
(2) ホに規定する監査委員会から、ホ（4）（ⅱ）の意見の表明があった場合における当該意見に関する事項
(3) 医師、歯科医師、薬剤師、看護師その他の従業者が連携及び協働して医療を提供するために必要な知識及び技能であって、高度の医療を提供するために必要なものに関する事項

研修が必要となり、これら研修は周知とほぼ一体化しています。

　時間の都合上 e ラーニング研修となる場合もありますが、研修計画があった上で、受講したかどうかを管理することが必要です。

　参考までに当院の医療安全研修の年間計画例を示します（次ページ 表 4）。

研修方法を決める

　研修の形は、参加者が講師から情報を獲得する個人学習、講義型研修と、参加者同士が主体的に学び合う集団学習、参加型研修があります。

▶▶ 個人学習、講義型研修

　たとえば、上記厚労省指針 [1]「2)-(4)-③-d. 法や倫理の分野から学ぶ医療従事者の責

表4　医療安全研修一覧（東邦大学医療センター大森病院　2020年）

	研修テーマ名	研修方法	参加者/対象者	研修時間	日時	研修の企画/運営者	研修計画書
1	振り返り手法、KPTについて学ぶ（業務の管理に関する研修）	参加型	医師・看護師・その他	30分		医療安全	研修計画1
2	発生した問題事象を振り返るM&Mカンファ研修	参加型	事象関係者　約10名	60分その都度		診療科・病棟 医療安全管理委員会	研修計画2
3	ハイリスク症例カンファ研修に参加する	参加型	医師・看護師・その他	45～60分その都度		医療安全	研修計画3
4	経鼻胃管挿入時の流れについて学ぶ	参加型	医師・看護師・その他	30分		医療安全	研修計画4
5	ACPの説明について学ぶ	参加型	医師・看護師・その他	60分		医療安全	研修計画5
6	弁護士よりDNAR指示について学ぶ	講演型	医師・看護師・その他	60分		医療安全	研修計画6
7	DNAR指示について学ぶ	参加型	医師・看護師・その他	60分		医療安全	研修計画7
8	PICCハンズオンセミナー	参加型外部講師	医師・看護師・その他	60分		医療安全	研修計画8
9	DESCスクリプトについて学ぶ	参加型	セイフティマネジャー約100名	60分年1回		医療安全管理委員会	研修計画9
10	チームSTEPPS研修	参加型	東邦大学3医療センターセイフティマネジャー	8時間		3医療センター医療安全管理部門	研修計画10

注：コロナ感染の影響で、医療安全の研修はすべてビデオ研修、eラーニングになっています。

表5　講義型研修例　DNAR指示について学ぶ

医療安全研修	講義型/医療安全主催	テーマ	DNAR指示について学ぶ
日時	○月○日　午後○時より	対象者	医師・看護師・その他
目的	「人生の最終段階における医療の決定プロセスに関するガイドライン」について理解し、ガイドラインに沿って、DNARについての患者の意思を確認する。現場医療チームカンファレンスを開催して記録に残す。		
講師	○△弁護士事務所　□□△△弁護士	場所	臨床講堂
評価	終了後アンケート		講義ビデオにての研修を予定しています。

務と倫理に関する研修」を企画、テーマを「Do Not Attempt Resuscitation（DNAR）指示について」とします（表5）。DNARは、2016年12月16日に日本集中治療医学会のウェブサイト上に掲出され[2]、現行の医療現場のDNAR取得の仕方に疑問が投げかけられています。当研修では、約1時間、なるべく多くの人が対象とする研修を想定しました。弁護士など法律の専門家を招聘して講義してもらうのが一般的です。講演内容を全面的に考えてもらい、講演時のビデオ撮影を許可してもらって、参加できなかった人にはビデオでの研修をお願いする、講義型研修となります。

　この形式の場合、知識は身につく一方で、現場で役立つ技能は習得しにくいように思います。

▶▶ 集団学習、参加型研修

　上述した研修を集団学習、参加型研修で行う場合の企画例を示します（表6）。流れ

表 6　参加型研修例　DNAR 指示について学ぶ

医療安全研修	参加型 / 医療安全主催	テーマ	DNAR 指示について学ぶ
日　時	4 月 22 日　午後 4 時より　60 分	対象者	医師・看護師・その他
目　的	「人生の最終段階における医療の決定プロセスに関するガイドライン」について理解し、ガイドラインに沿って、DNAR についての患者の意思を確認する。現場医療チームカンファランスを開催して記録に残す。		
資　料	① Do Not Attempt Resuscitation（DNAR）指示のあり方についての勧告 ① POLST（DNAR 指示を含む）作成指針 ①「人生の最終段階における医療の決定プロセスに関するガイドライン」について ⑤終末期医療の方針決定に至る流れ 　e 掲示板 /38 倫理	①現行の問題点について提示 ②「今のままで良いの?」という問い(テーマ)　④意見の集約　⑤改善案の提案　⑦意見の集約　⑧改善の修正/周知 ① ②　③ 対話をベースにみんなで論議　④ ⑤　⑥ 対話をベースにみんなで論議　⑦ ⑧		
評　価	倫理カンファレンステンプレート	Key point: POLST の DNAR 指示について問題点があることを参加者で認識する。医療チームの話合いの過程をどう記録に残すか論議して下さい。		

はこのようになります。

①主催者側が現行の問題点について提示します。

②主催者側から参加者に「今のままで良いの?」と問いかけてみます。

③対話をベースにみんなで論議してもらい、

④どんな意見が出たか 2 ～ 3 グループに聞き、その他に出た意見を言ってもらいます。意見の集約です。

⑤続いて、主催者側は他院の試みなど改善案を提示します。

⑥それについて対話をベースにみんなで論議してもらい、

⑦意見の集約をします。

⑧最後に改善案の修正をし、周知の方法について提案します。

　この方法では講義を行う法律家は必ずしも必要でありませんが、現行の問題点、資料等の提示が必要となります。テーマについての問題点が③の論議でしっかり共有できれば、知識も技能も優れた人が研修の場にいない場合でもなんとかなりますが、資料提示や参加者の予習がないと 1 時間では足りないでしょう。参加型研修においては、的確な資料やビデオの提示が必要です。

　当院では、多職種チーム医療の知識と技能を習得するためにノンテクニカルスキルを学ぶ研修として、2009 年よりチーム STEPPS のツールと戦略について学ぶことを始めました[3, 4]。2010 年より医師も参加する形で参加型のチーム STEPPS 研修を行っています。約 10 年経過しましたが、まだチーム医療嫌いの方がいるなど、いくつかの壁があるように感じています。しかし、こういった人達が現場で話し合いに入らなければ、チーム医療は動かないので、あきらめるわけにはいきません。

　医療安全研修の「い・ろ・は」の「ろ」は、「論議しながら共に学ぶ研修にする」、ということになります。

▶▶ カンファレンス

　発生した事故等をきっかけに行う M&M（Morbidity & Mortality）カンファレンスは、診療科内等でひっそり行われることが多いようですが、当院においては医療安全管理部も加わり、研修のような形になっています。決められた形で行われる方が、事例の検討もしやすく、早く改善策や再発防止策にたどりつけるように思います。決められた形について理解が得られれば、M&M カンファレンスは現場主導の研修になります（表7）。

　当院の医療安全管理委員会は、研修資料となる事例検討スライドをこのカンファレンス用に提供しています。また、術前のハイリスク患者について検討するカンファレンスも医療安全管理部主催で頻回に行っており、これも研修としています。

▶▶ シミュレーション研修

　例えば、産科大量出血のシミュレーション研修、造影剤投与によるアナフィラキシー発生時の対応研修、心肺蘇生術の研修などはスタッフが流動的に移動するなかで、定期的に現場で行われることが望まれます。

表7　参加型研修例　M&M カンファ研修

医療安全研修	参加型 / 診療科・病棟主催	テーマ	M&M カンファ研修に参加する
日 時	月　日　午後　時より 60 分　随時開催	対象者	関係スタッフ、医師・看護師・その他
目 的	Morbidity and Mortality Conference（重症化例 / 死亡例カンファレンス）は現場での振り返りの場で、関係スタッフがなにがなぜ起こったのかを検討し、再発防止策を検討する場です。ほとんどがチーム医療不全が原因で、焦点はなにがあれば回避できたかです。情報の共有の方法やリーダーシップ、モニタリング、相互支援、コミュニケーションに問題はなかったでしょうか？		
資 料	● 医療安全管理委員会作成スライド ● 医療者が陥りやすい認知バイアス集 ● チーム STEPPS ツール ● Teaming ツール 　e- 掲示板　医療安全		
評 価	M&M カンファ報告書の出来具合	Key point: 人前での個人批判はレッドカード、即刻退場です。	

表8　参加型（病棟主催）研修例　経鼻胃管挿入時の流れについて学ぶ

医療安全研修	参加型 / 病棟主催	テーマ	経鼻胃管挿入時（特に、栄養用）の流れについて学ぶ
日 時	月　日　午後　時より 30 分	対象者	医師・看護師・その他
目 的	胃管挿入した際に、胃管が誤って気管に入っており、経管栄養剤投与した内容が肺に入り亡くなる事例が発生しています。ネバーイベントです。すべての患者に対して、胸部 Xp を撮影して、4 つのポイントを確認ください。初回投与は日中水 50ml で、注入後呼吸を確認ください。誤挿入危険例においては、SpO₂ も確認ください。		
資 料	● 医療事故の再発防止に向けた提言 　第 6 号「栄養剤投与目的に行われた胃管挿入に係る死亡事例の分析」 ● Chest-Xp NG tube ● 経鼻胃管・胃瘻・頸部食道瘻・小腸瘻の管理基準 e 掲示板 /18 チューブ・ドレーントラブル		Key point: ● 胃管挿入後の Chest-Xp を確認する方法、 ● 気泡音の確認だけでは不十分
評 価	胃管挿入テンプレート		

　研修例として、日本医療安全調査機構の提言で栄養目的の胃管を挿入した際、初回は日中開始として水 50 〜 100mL を投与する、というのがありましたが、これを院内ルールとして周知するためには、現場でのシミュレーション研修が必要となります（**表 8**）。また、説明と同意の方法の研修、診療録記載方法の研修、Advanced care planning（ACP）の説明研修など、院内統一ルールを徹底する研修も求められています。

主体的に参加する場づくり

　医療安全研修の「い・ろ・は」の「は」は、「参加者みんなが Accountability（アカウンタビリティ）を発揮する研修とする」、と考えています。主催者側と協力して参加者みんなが話しやすい環境を整え、自らが主体的に発言する、研修を盛り上げるなどアカウンタビリティ（2 章 p143 参照）を発揮できる場づくりが大切です。

研修参加者の心理的安全性

　特に参加型研修においては、心理的安全性が保たれていないと研修になりません。また、いつもより、ちょっぴり見栄をはって、声を出す覚悟も大切です。2020 年 2 月 18 日に亡くなられた作家の古井由吉さんが、こんな飲み会なら参加しても良いとテレビで言っていました。「いばらない、人をののしらない、自分ばかりしゃべらない」。研修に参加する際も、心理学的安全性が保たれた研修でないといけません（**図 1**）。
　また、研修参加には、ちょっとした心がけ、自分の主張をしっかり、しかもさわやかに言う気概も必要でしょう。

研修計画を立てる

　研修テーマの候補として取り上げたものに対して、研修計画を提示します。
　計画に必要なのは、テーマ・時間・場所・参加者・目的・タイムテーブル・資料・評価です。
　研修計画は文字のみでなく画像もあった方が、イメージしやすく、なるべくキー画像

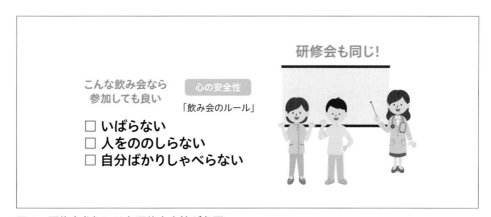

図 1　研修会参加には心理的安全性が必要

表9 研修計画フォーマット例（東邦大学医療センター）／フォーマットとしてダウンロード可

医療安全研修	講義型 / ○○○○主催	テーマ	○○○○について学ぶ
日時	○月○日　午後○時より	対象者	
目的			
講師		場所	
評価			

やキーワードを組み込むとよいでしょう。研修計画を作成する時に書き込むフォーマットがあれば、研修計画を立てる際の苦労は多少軽減されます（**表9**）。

　フォーマット記載時、完璧をめざす必要はなく、まずは思いつくまま書いて、研修資料が出来上がった後に修正すれば良いです。

講師選定

　研修を計画して主催し、研修計画を作成するにあたっては、外部講師（院内の医師なども含む）にお願いするパターンが最も楽です。多くの人を対象にテクニカルスキルの研修を開催する場合、例えば中心静脈カテーテル（CVC）挿入や末梢型挿入式中心静脈カテーテル（PICC）においては、当院でも外部講師にお願いしています。研修主催者自らが講師となることもあります。

　講師は、資料作りが最も重要です。参加者の興味をそそる、しかも内容を理解しやすいものにすることが大切です。作成した資料は参加者が欲しいと思ったら手に入れられるように、イントラネット内に置き、置き場所を示したり、確実にWebよりダウンロードできるようにアドレスを示したりする必要があります。

予算

　考えておくべき必要経費は、講師謝礼、会場費、資料コピー代、参加者の人件費などです。

　外部（院内の医師などを含む）より講師を招聘する際は、費用がかかります。

　会場費は、院内会議室であれば、ほとんどかかりません。参加者の人件費や、研修に対する費用対効果を質問されることもあります（これは参加したくない気持ちの表れのようにも感じますが）。

　当院の例として、チームSTEPPSの研修を、東邦大学3医療センター（大森病院・大橋病院・佐倉病院）合同で1泊2日で行うために、学校法人の理事長に嘆願して予算をつけていただいたこともありました。

　研修計画が確定したら、研修プログラムに組み込んで、院内公開します。

研修を実践する

　ここでは我々が行っている規模の違う2つの研修を題材にして、研修を実践する際の工夫や留意している点などについて紹介します。

研修例①　まる 1 日、チーム STEPPS 研修

　東邦大学 3 医療センターのセイフティマネジャー対象の研修です（**表 10**）。まる 1 日、8 時間行います。「チーム医療が医療を安全にする」研修においては、自部署に戻って研修を再現しやすいように、同じ病院の人を一緒のグループとしています。

自己紹介

　初めて顔を会わせる人もおり、自己紹介でアイスブレークをします。

　例えば、「1 つだけ、魔法が使えるとしたら、なにをどのように変えますか？」という質問を出し、一人ひとりの魔法を披露してもらってから、自己紹介します。

共同作業

　A4 用紙をはさみで切って、のりをつけてできるだけ長く「わっか」を繋げる共同作業です。「わっか」作りの前後にチームで打ち合わせをしてもらい、前の打ち合わせをBrief（ブリーフ）、後の振り返りを Debrief（デブリーフ）として、話し合いの大切さを実感してもらいます。研修グループ 6 〜 8 人に医師が 3 名以上になると、リーダーがわからなくなるせいか、うまくいきません。

ディスカッション

　簡単な講演の後、スライドでビデオのストーリーとそこで使用されるチーム STEPPSのツールを提示し（次ページ **図 2**）、その後、ビデオを観てもらいます。ビデオを観たらその都度、どんな時に有効なツールか、うまく使えそうかなど、ツールの使い勝手などについてチームで話し合ってもらい、どんな意見が出たか、マイクを回して各 2、3 チームに意見を発表してもらいます。スライド内容は事前資料として、手元に配布しています。

シミュレーション（シナリオメイク）

　自分達の医療現場でうまく行かなかった事例をチーム STEPPS のツールと戦略を

表 10　参加型研修例　チーム STEPPS について学ぶ

医療安全研修	参加型 /3 病院医療安全主催	テーマ	チーム STEPPS について学ぶ
日 時	月　日　午後　時より約 8 時間	対象者	3 病院セイフティマネジャー 100 名
目 的	多職種が協働してチーム医療を実践するためには、チーム医療を実践するための知識と技能を実践するすべてが習得している必要があります。東邦大学 3 病院では、チーム STEPPS のツールと戦略について学ぶことによりこの知識と技能を身に着けることが得策として、2010 年からこの研修を始めました。研修に参加したセイフティマネジャーが自分達の現場に戻って同様な研修を短時間で再現する形が望ましいと考え、研修のすべてが再現できるように、参加者に使用した資料と研修場面のビデオ等 DVD として配布しています。		
進 行	概略講義後、「ツールごとに講義➡関係ビデオ提示➡対話をベースにみんな論議➡集約」の繰り返し、過去研修ビデオを上映➡シミュレーションシナリオの作成➡発表➡評価		うまく行かなかった事例を思い起こし、チーム STEPPS のツールと戦略を使ってこの事例をうまく行った事例に変えるシナリオを作成してもらい、実際に演じてもらっています。
資 料	①研修用チーム STEPPS スライド②チーム STEPPS ビデオ③チーム STEPPS ホームページ		
評 価	Good job 報告	Key point:　事前にシナリオ準備、いざ話し合い	

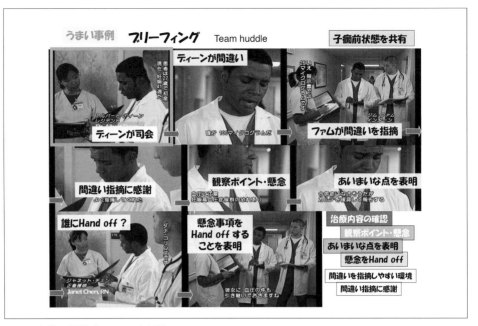

図2　事前に視聴するスライド例
（ビデオは、AHRQ. Labor and Delivery: Successful Outcome Using TeamSTEPPS Techniques. https://www.ahrq.gov/teamstepps/instructor/videos/ts_vig004b/vig004b.html を使用）

使って、うまく行った事例にする、という課題でシミュレーションシナリオを作ってもらい（シナリオメイク）、それを演じてもらう（シナリオアクト）研修です。

　シナリオ作成のイメージがわくように、過去の研修で参加者が演じたビデオに字幕を入れたものを見てもらっています（図3）。これを観るとシナリオ作りのイメージができるようです。

　シナリオは、演技者以外にナレーターを決め、うまく行かなかった事例の概要を述べてから、演技に移るのが一般的です。

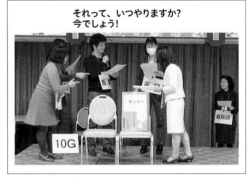

図3　過去に演じたシナリオを上演
会開催時、参加者すべてに対して口頭ですが個人情報が開示されることについて承諾をいただいています。なお、このビデオはDVDにして、参加者すべてに送っているものです（研修後）。

　この時、各グループにはシナリオを書き残すためのワードフォーマットをUSBにデータとして入れて配り、机の上に準備したり、あるいは参加者に可能なら持参をお願いしたPCにUSBデータをコピーして、シナリオ内容を書き込んでもらいます。シナリオ作成の過程で情報や状況、懸念を共有することの大切さがわかり、これらの共有によって事故が防げることが実感できます。

シミュレーション演技（シナリオアクト）

　演者には、肩から職種名を書いたプラカードを下げてもらいます。

　演技はビデオ撮影します。

　すべてのグループが演技することが望ましく、自グループの番になったらグループメンバー全員が舞台に出て、1グループ5分程度で演じてもらいます。

　演技の際の人の移動や入れ替えをスムーズにして、テキパキと演じてもらって時間厳守で終われるようにします。

　演技終了後のコメントはまず、予め順番を決めておいたチームよりもらいます。演技の評価は各チーム2票持ちで、投票数の多いものを最優秀として表彰します。参加人数が多い場合には、舞台を2つに分け、優秀演題をそれぞれから選択したうえで参加者全員の前で演じてもらいます。

終了時

　終了時に研修参加証を配布しています。

　また、研修前と研修後にアンケート記載をお願いし、参加者の研修に対する理解度や満足度をはかります。

▶▶ 研修のポイントと課題

　ブレインストーミング（Brainstorming）型でみんなでアイデアを出し合う、相互交錯の連鎖反応や発想の誘発を期待するような参加型研修にすることが大切です。

　特に医師の場合、研修する側よりも自分の方が優れているという思いがあり、講義される、コーチングされる研修はうまくいきません。「このようなコンテンツがありますが、みなさんはどう考えますか、チームで考えてご意見を言ってください」というイメージで、判断しない、結論を要求しない方が良いです。このようなイメージの研修なら、「計画して主催する側」も気が楽になります。

　チームSTEPPSセイフティマネジャー研修は、受講者の理解度も満足度も高い研修です。現場に帰ってからの短時間再現もうまくいき、チームSTEPPSのツールについての知識を共有してもらっています。

　しかし、思うようにはチームのパフォーマンスが高まらず、患者も安全にならないことに気づきました。チームSTEPPSのツールについての知識が得られ、多職種チーム医療が実践されることを期待したのですが、一部のツールの知識だけでスキルはうまく発揮できていないと感じました。研修に参加していない医師がネックでした。リーダーシップツールが動かず、相互支援ツールが動きません。研修の場と臨床の場との隔たりを感じました。

　医師の場合、自分のノンテクニカルスキルに不足があると思うことは極めて少なく、ノンテクニカルスキルの研修には多くの場合、いやいや参加になります。しかし、本当のところノンテクニカルスキルにたけた人はほとんどいません。ノンテクニカルスキル研修を開催しても、特に医師は集まらないし、たとえ参加しても懐疑的な気持ちを持っています。研修が楽しければなんとか納得しますが、楽しくなければ二度と参加せず、

学習効果もあまり期待できないものと想像します。変革嫌いは医師以外の職種にも多くいて、まだまだ、安全文化が醸成される土壌ではないように思いました。

　主体的に動くことができていると思っている人にとって、時にチームは面倒で邪魔なことがあります。面倒・邪魔と考えると、心理的安全性を確保する活動をしようとはしませんし、「ちゃぶ台返し」（disruptive behavior: 人前で批難すること）にもつながります。これは心理的安全性の場作りの最大の敵となります。

　モニターアラームが鳴っても聞こえてない状況では、肩を軽くたたいて「アラーム、鳴ってますよ」と伝えています。これと同様に、現場のスタッフに「ノンテクニカルスキルが原因で事故が起きてますよ」と伝えるのも医療安全部門の人間の仕事です。ノンテクニカルスキルの不足により医療事故が起きている、これを実感することはなかなか困難です。自身の心理的安全性に対するアプローチが不足していた、自身のアカウンタビリティが足りなかったとは、他人の前では口にしたくないものです。

　こういった課題の解決策として当院では、M&M カンファレンスを導入しています。

研修例②　発生した問題事象を振り返る M&M カンファ研修

　「オタワ M&M カンファレンス」[5] というものがあります。「根本原因分析」においては、「なぜなぜ分析」をしていきますが、オタワ M&M カンファレンスでは、ボトムライン（根底）にある医療者が陥りやすい認知バイアスが資料として提示されており[6]、自分自身がどのバイアスに影響されたか、自ら選びだします。「なぜなぜ」と人に探られることなく、認知バイアスを自身で見つけ出すことができます（表11）。

　事故の原因になる認知バイアスを防ぐノンテクニカルスキルがあり、それが使用されなかったことが底面にあります。認知バイアスを抜け出すのに有効なのはチーム STEPPS のツールの活用で、ブリーフ・ハドルを開催するルール設定、アサーション・2回チャレンジルール・CUS・コールアウトなどのメンバーの介入であるツールの活用

表11　参加型研修例　M&M カンファ研修

医療安全研修	参加型 / 診療科・病棟主催	テーマ	M&M カンファ研修に参加する
日 時	月　日　午後　時より60分　随時開催	対象者	関係スタッフ、医師・看護師・その他
目 的	Morbidity and Mortality Conference（重症化例 / 死亡例カンファレンス）は現場での振り返りの場で、関係スタッフがなにがなぜ起こったのかを検討し、再発防止策を検討する場です。ほとんどがチーム医療不全が原因で、焦点はなにがあれば回避できたかです。情報の共有の方法やリーダーシップ、モニタリング、相互支援、コミュニケーションに問題はなかったでしょうか？			
資 料	・医療安全管理委員会作成スライド ・医療者が陥りやすい認知バイアス集 ・チーム STEPPS ツール ・Teaming ツール 　e- 掲示板　医療安全		
評 価	M&M カンファ報告書の出来具合	Key point: 人前での個人批判はレッドカード、即刻退場です。		

が、無意識を意識下にしてくれ、その結果、事故の発生を防げます。自分の周りで起こった事象をチームで振り返る M&M カンファ研修に参加することにより、チーム医療嫌いがチームの一員になればと考えています。

▶▶ 研修の概要

発生した問題事象を振り返る M&M カンファ研修では、実際発生した事象を振り返ります。事象関係者 10 名ほどで、時間は 1 時間程度、その都度の開催です。

「医療に係る安全管理を行う部門」の業務として、事故等に関することや患者や家族へ説明がカルテ記載されているか、事故等の原因究明が適切に実施されているかを確認することが求められており（表 12）、我々は院内で発生する予期する、予期しないに関わらずⅢ b 以上の事例を毎日チェックしています。チェックの仕方としては、決められたフォーマットにそって、症例報告式にパワーポイントスライドに書き出して、部内で検討するほか、週 1 回開催する医療安全管理委員会で検討しています（次ページ 図 4）。

このフォーマットには改善案を作成するためのスライド、うまくいかなかった事例をチーム STEPPS のツールや Teaming の心理的安全性／アカウンタビリティを入れたら、改善されるか検討できるスライドが入っています（次ページ 図 5）。

出来事の流れが左から右に流れるなかで、経時経過を書き込んで行き、改善策としてどのタイミングでどのツールを使えば良かったか、スライドの上にあるツール倉庫から引っ張り出してくる形です。

医療安全管理委員会は会議の際にこのスライドを使用して改善案（Recommendation）原案を作成し、これを含めたパワーポイントスライドを現場スタッフにフィードバックし、現場で検討してもらいます（p25 図 6）。事故の原因として、これらのツールを使わなかった、使えなかったというチーム医療不全が疑われるので、現場で使用できるように改善を求めるものです。

この作業を通して、現場のスタッフに「ノンテクニカルスキルが原因で事故が起きていますよ」と伝えているつもりです。事故のもっと後ろにある心理的安全性やアカウンタビリティの背景は、本人や現場にしかわからないものなので、現場にて振り返る際に、個々に察してもらうしかないように思います。

現場よりのインシデント・アクシデント報告に対し、事例ごとの研修資料原案を医療

表 12　医療に係る安全管理を行う部門に求められる業務（医政発第1007003号 平成14 年 10 月 7 日）

医療法施行規則　第九条の二十の二　1 項六
　専従の医師、薬剤師及び看護師を配置した医療に係る安全管理を行う部門（以下この項において「医療安全管理部門」という。）を設置し、次に掲げる業務を行わせること。
　イ　医療安全管理委員会に係る事務
　ロ　事故その他の医療安全管理部門において取り扱うことが必要なものとして管理者が認める事象が発生した場合における診療録その他の診療に関する記録の確認、患者又はその家族への説明、当該事象の発生の原因の究明の実施その他の対応の状況の確認及び当該確認の結果に基づく従業者への必要な指導
　ハ　医療に係る安全管理に係る連絡調整
　ニ　医療に係る安全の確保のための対策の推進
　ホ　医療に係る安全の確保に資する診療の状況の把握及び従業者の医療の安全に関する意識の向上の状況の確認

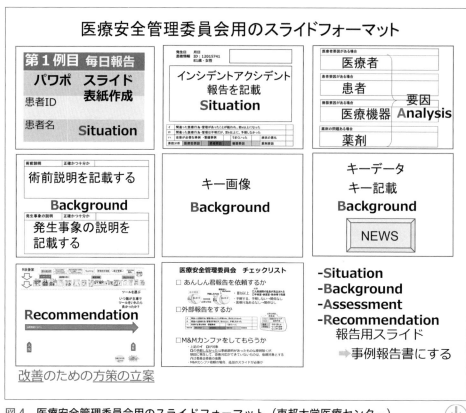

図4　医療安全管理委員会用のスライドフォーマット（東邦大学医療センター）

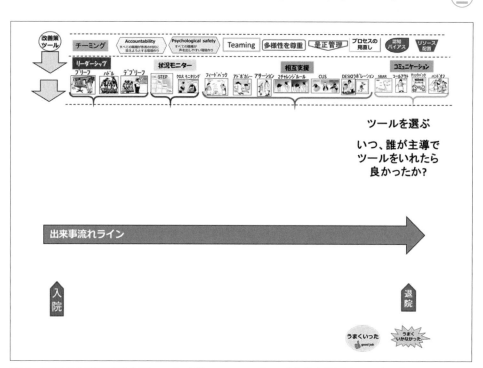

図5　医療安全管理委員会用のスライドフォーマット2（東邦大学医療センター）

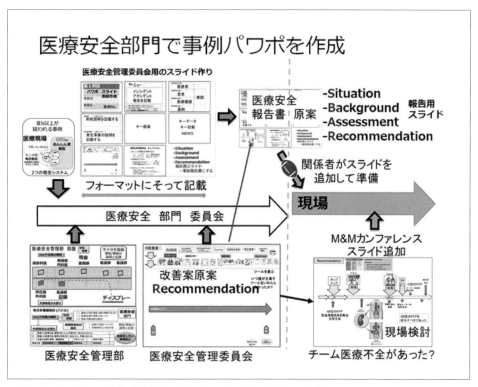

図 6　医療安全部門で作成する M&M カンファレンス用シート類

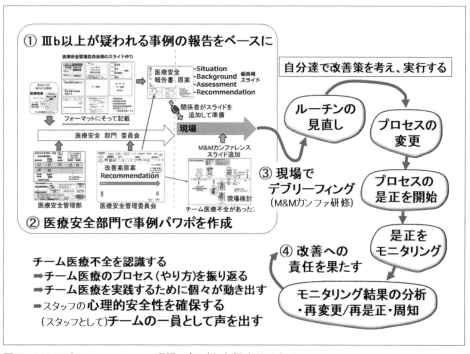

図 7　M&M カンファレンスで現場の気づきを促すサイクル

安全管理委員会が作成したスライドを添付して、現場でのM&Mカンファ研修の際に使用してもらいます。発生した事象の問題の度合いが高い場合は、医療安全部門員が現場でのM&Mカンファ研修に参加しますが、そうでない場合は現場スタッフ主導で独自に実施してもらいます。

医療安全管理委員会が作成したスライドをベースに、現場では、関係者に症例報告ができるよう、事例の状況（Situation）、背景（Buckground）、アセスメント（Assessment）/分析（Analysis）、関係する文献（Reference）/改善策（Recommendation）などのスライドを追加してもらいます[7]。SBAR形式の報告書原案を作成してもらい、これがM&Mカンファ研修用の資料となります。

医療者が陥りやすい認知バイアス集も資料として準備します。これにより事例を分析するなかで、自分が認知バイアスに騙されたと気づき易くなるものと思います。最も求めるものはその場に即した改善案です（前ページ 図7）。

▶▶M&Mカンファ研修事例の選定

予期する、予期しないに関わらず、Ⅲb以上の事例のすべてのパワーポイントスライドとして、現場スタッフにフィードバックします。

患者の状態が問題の主要因となっているものがほとんどですが、医療者や薬剤・医療機器が主要因になっているものもあり、M&Mカンファ研修を現場に依頼するかは、医療安全管理委員会が決めています。依頼する必要があると判断したものは、院内メール等で事例報告者やセイフティマネジャーに「医療安全で作成したスライドフォーマットをベースにM&Mカンファ研修を行ってください。また、その結果をご報告ください」という内容の依頼文を送ります。

▶▶研修実施の課題

懸念を伝えても、伝わるかどうか、聞く耳がない場合は伝わりません。基本は「懸念があったら伝えてね」、と言って懸念を伝えてもらいやすい風土を自ら作ることにあります。

M&Mカンファをするかどうかは、本来、現場が考えて、主体的に決定するべきです。いくら医療安全管理委員会がやった方が良いと勧めても、現場がやりたくないならやれません。改善すべきものがありそうなので勧めているのですが、個人の資質や忙しさ等の理由で片付けられてしまう場合は、改善は期待できずに再発を繰り返してしまいます。

M&Mカンファを依頼することで、現場のスタッフには「ノンテクニカルスキルが原因で事故が起きていますよ」と伝えているつもりですが、伝わらないのは、聴く耳がないのか、チーム医療不全が事故になっていることが理解されていないものと思います。

これは研修される側のやる気に大きく左右される研修なので、現場が現行のやり方が一番だと思っているなかでは、実施しても成果は出ません。医療安全部門は少しずつ丁寧に介入していくしかありません。

事故は、「個人の責任にしない」が原則です。同じチームであれば、個人を批判する

発言は自分の愚かさを暴露していることと同じです。事故のほとんどは、「懸念があったら 24 時間、いつも伝えてね」と言っていないことに本質があるように思います。「懸念があったら伝えてね」には心理的安全性を確保して、アカウンタビリティを発揮したいとの意気込みを感じます。

　現場からの結果報告の出来上がり内容をみれば、受講者の反応・成果もわかります。聴く耳のない部署で、事故が繰り返されるのですが、それが医療安全部門の介入の仕方とも関係しているということです。いかに介入するか、今後の課題です。

医療安全研修の「い・ろ・は」まとめ

　医療安全研修の「い・ろ・は」ですが、
　「い」は、「いろいろな研修を企画する」、
　「ろ」は、「論議しながら共に学ぶ研修にする」、
　「は」は、「参加者みんながアカウンタビリティ（Accountability）を発揮する」研修とする、としました。

　最初に例としてあげた採血という医行為は、講義型の研修だけでは知識や技能を習得するのは所詮無理です。実践する現場を研修の場として、繰り返して知識と技能を学ぶしかないように思います。チーム医療の現場がいろいろなテーマにおける研修の場になっていて、それぞれのプロフェッショナルへの道に繋がっています。

　研修を学びの機会と考えると、チーム医療が動き出していれば日々研修となります。研修を周知の機会と考えると、院内ルールの改正や新規の医療機器、薬剤の導入もすべて研修になります。医療安全管理者も学ばなければならないことがいっぱいありますし、安全のために院内で知ってもらいたいことも山ほどあります。

　チーム医療を活性化するのに、「心理的安全性」が大切としましたが、これはすべての職員が多職種チーム医療を本気で推進しようとして、チームのもとに歩み寄る、距離を縮める行動が必要だということです。研修の場はチーム作りの場にもなります。

　2019 年の国公私立大学附属病院医療安全セミナーの際、外国人講師から、「ここにいる人は、日本の医療を安全にするために真剣に取り組んでいるのか？甘いのではないか？」と、発破をかけられました。確かにまだ甘いのかもしれません。医療安全管理者はいろいろな研修計画をいっぱい企画して、研修では参加者とともに論議しながら学び、参加者も自らも主体的な動きが発揮されるよう目指す、こんな研修になれば、安全は近づいてくるように思います。

　今、医療安全部門も変わらなければなりません。現場をモニタリングしながらラウンドしながら、問題事象を検証しながら、医療安全部門が医療を安全にすると思う研修計画をいろいろ立てます。そして、現場スタッフを巻き込んで積極的に実行します。医療安全部門自身が多くの人とともにアカウンタビリティを発揮しなければ医療を安全にできません。

医療安全研修の「い・ろ・は」の「は」は、参加者みんながアカウンタビリティを発揮する研修とする、としましたが、主催者側自身が、参加者みんなが話しやすい環境を整え、自らが主体的に発言する、研修を盛り上げるなどアカウンタビリティを発揮することが大切です。

■■■ 参考文献
1) 医療安全管理者の業務指針および養成のための研修プログラム作成指針. 医療安全管理者の質の向上のために. 厚生労働省医政局総務課 医療安全 推進室　2020 年 3 月改定. https://www.mhlw.go.jp/content/10800000/000613961.pdf
2) Do Not Attempt Resuscitation（DNAR）指示のあり方についての勧告（2016/12/20）日本集中治療医学会雑誌掲載. https://www.jsicm.org/news-detail.html?id=7
3) TeamSTEPPS® :National Implementation. Agency for Healthcare Research and Quality. http:teamstepps.ahrq.gov
4) 種田憲一郎：診療の安全と質を向上させるツール. 日内会誌 100:226-235,2011.
5) Calder LA, et al.: Enhancing the Quality of Morbidity and　Mortality Rounds: The Ottawa M&M Model. Acad Emerg Med;21:314-321. 2014.
6) Campbell SG, et al.:. Profiles in patient safety: a "perfect storm" in the emergency department. Acad Emerg Med;14:743-749. 2017.
7) Mitchell EL, et al.: SBAR M&M: a feasible, reliable, and valid tool to assess the quality of, surgical morbidity and mortality conference presentations. Am J Surg. 2012 Jan;203（1）:26-31.
8) 浅尾真理子：多職種に向けた院内研修へのチャレンジと工夫. 病院安全教育 2:70—76,2015.
9)「チームが機能するとはどういうことか、チーミング」（エイミー・C・エドモンドソン著）英知出版　東京る 2014
10)「主体的に動く、アカンタビリティ・マネジメント」（ロジャー・コナーズ，トム・スミス 他著）Discover 21, Inc. 東京 2009

column

コロナ感染症下のチーム医療研修

　チーム医療研修で「チームの鎖」をつくってもらいましたが、作業中のメンバーの頭をつなげた面積が狭いほど、多くの鎖がつくれるように感じました。頭の接近には「心理的安全性」がある程度確保された状況、叱咤されない、罵倒されないなど、最低限の安全性が確約された状況が必要です。接近がチームの作業効率を上げるわけですが、チーム医療研修はグループワークが主ですので、3 密（密閉・密集・密接）になります。コロナの期間は、研修をする側がリーダーシップについて学ぶ時間になればと思い、最近話題のリーダーシップの本、3 冊の本を紹介させてください。

　最初はすでに読まれた方も多いと思いますが、『Teaming』という本です。心理的安全性を確保するリーダーの心得やチームを学びの場にする方法が書かれています。

　続いて『スタンフォード式 最高のリーダーシップ』という本です。「We are the Leaders」、サーバントリーダーシップなど、研修をする側も研修を受ける側も、すべてのスタッフがリーダーになる覚悟が必要となります。

　3 冊目は『謙虚なリーダーシップ（Humble Leadership）』です。チームメンバーの関係性ですが、「ほどほどの距離を保った」支援関係では理想的なチームにはなれないようで、個人的で、互いに助け合い、信頼し合う関係がリーダーシップの中で構築されなければならないようです。弱さを受け容れ、本音を伝え合う関係が、組織を変えるとのことです。

　私は今コロナ感染症対策下で、他者の心理的安全性を確保するための心得（威張らない・人をののしらない・自分ばかりしゃべらない）を遵守し、研修用のビデオ作製を行っています。

医療安全研修で役立つ、リーダーシップの本

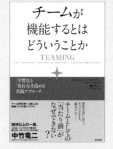

▶エイミー・C・エドモンドソン著，野津智子訳．
『チームが機能するとはどういうことか　Teaming：「学習力」と「実行力」を高める実践アプローチ』(2014.5，英治出版，392p)

心理的安全性の確保
• 関係性（関わり合い）が大切
• 何でも話し合える関係
• 何でも質問ができる関係
• 互いに探求する

リーダーが行うべき行動
☐ 直接話のできる、親しみやすい人になる
☐ 現在持っている知識の限界を認める
☐ 自分もよく間違うことを積極的に示す
☐ 参加を促す
☐ 失敗は学習する機会であることを強調する
☐ 具体的な言葉を使う
☐ 境界を設ける
☐ 境界を超えたことについてメンバーに責任を負わせる

チーム作りの土台

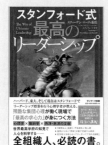

▶スティーヴン・マーフィ重松著．
『スタンフォード式　最高のリーダーシップ』(2019.4，サンマーク出版，351p)

①積極的なリーダーに必要な「個人としての土台」
　→ Authentic Leadership（本質的なリーダーシップ）
②部下を前に出す「謙虚さ」
　→ Servant Leadership（支援するリーダーシップ）
③「自分の力で変えられるもの」を変えてゆく勇気
　→ Transformative Leadership（変容をもたらすリーダーシップ）
④人、もの、価値観など、様々な「違い」を理解するための知恵
　→ Cross-Border Leadership（壁を越えるリーダーシップ）

「We are the Leaders」

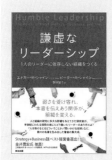

▶エドガー・H・シャイン，ピーター・A・シャイン著．野津智子訳．
『謙虚なリーダーシップ：1人のリーダーに依存しない組織をつくる』(2020.4，英治出版，240p)

●関係の4つのレベル
レベルマイナス1— 全く人間味のない、支配と強制の関係
レベル1— 単なる業務上の役割や規制に基づいて監督・管理したり、サービスを提供したりする関係。大半の「ほどほどの距離を保った」支援関係
レベル2— 友人同士や有能なチームに見られるような、個人的で、互いに助け合い、信頼し合う関係
レベル3— 感情的に親密で、互いに相手に尽くす関係

「レベル1→レベル2に」

第 **2** 章

研修実践例

品質管理の考えかたに基づいた新人教育

武蔵野赤十字病院　看護師長

黒川美知代

取り組みの背景

　武蔵野赤十字病院は、東京都武蔵野市に位置する北多摩南部医療圏（6市）の高度急性期病院（586床）です。当院の基本方針の第一は、「患者・家族から信頼される安全な医療を提供します」であり、全国に先駆けて医療安全への取り組みを開始しました。

　1998年に産業界の品質管理の手法であるQCサークル活動（職場内で自発的に品質管理活動を小グループで行う活動のこと）に取り組み始め、2005年より5S（整理、整頓、清掃、清潔、習慣化）活動を開始しました。現在もそれらの活動は継続していますが、今では医療安全を主たる目的として行っているわけではなく、組織のTQM（Total Quality Management：総合的品質管理）活動の一部として、日常の業務改善活動として取り組んでいます。日常的に業務改善を行うことで、多くの職員が業務上の課題をそのままにすることなく課題解決に向かう手法を身につけ、また課題解決のためには必然的に多職種が関連することから、職種間の良好なコミュニケーションが築かれます。このようなTQM活動をくり返し、改善を積み重ねることによって、業務の不具合を早期に改善することは当然のこととなり、結果として安全な医療を提供する仕組みが構築されます。TQM活動の継続が、当院の医療安全文化の土台を形成しています。

研修・実践の内容

医療安全の新人教育

　当院の医療安全は、品質管理の考えかたを基本としていることから、新人教育においても医療安全の基本的な考えかた・確認行為などの院内ルール・事故発生時の対応に加えて、業務プロセスの捉えかたとプロセス上での安全確保の考えかた・医療者の業務プロセスによらない（非プロセス型）事故の捉えかたについて、教育するプログラム構成としています。

　新入職者は、入職初日から開始される集合研修で医療安全推進室長から医療安全の講義を受けます。講義内容は、当院の医療安全体制・医療安全の基本的な考えかた・確認行為やインシデント発生の報告など、全職種に共通する内容です。3日間の新入職者研修後は、職種別に新人教育が行われています。

　新人看護師教育で行われる医療安全に関する教育は、「安全１：総論および看護師が行う安全確認行動」「安全２：転倒・転落事故の予防（非プロセス型事故の考えかた）」「安全３：プロセス指向（分析手法から学ぶ）」の３部構成としています。看護技術等の実技研修では、手順（行為を行うプロセス）の中で安全確認の方法を身につけます。医療安全の担当者が行う実技研修は「輸液ポンプ・シリンジポンプの研修」であり、輸液ポンプの機能を知り、正しい使用方法を学ぶとともにトラブルシューティングを行い、重大事故を予防するスキルを身につける内容としています。輸液ポンプ研修は、初期研修医も参加しています。

▶▶ 安全１：総論および看護師が行う安全確認行動

　全職員対象の医療安全の講義では、当院の医療安全体制や基本ルールについて学びますが、新人看護師教育の安全１では、総論をさらに深めた講義内容としており、職場に潜むリスクや看護師が起こしやすい事故を知り、プロセス指向・エラープルーフ化・当院の看護部安全委員会で取り決めた看護師が行う安全確認行動について学びます。

　「良いプロセスが良い結果を生む」というプロセス指向を重視している当院では、看護手順書は手順 = know-how（やりかた、使用方法）の記載だけではなく、根拠 = know-why（なぜそうするのか、しないとどのような危険があるのか）を併記しています。各手順の根拠を理解すること、作業プロセスの中で正しい方法や安全確認をすることで安全が担保されることを理解した上で、実技研修を受けるように導入しています。また、１つの作業には情報・モノの準備・実施のプロセスがあることを理解します。

　事故の種類には、大別するとプロセス型の事故と非プロセス型の事故があることも学びます。医療従事者の作業手順（プロセス）があり、その作業プロセスにエラーが発生して起きる事故はプロセス型の事故、医療従事者の作業手順ではなく、主に患者側の要因によって起きる事故は非プロセス型の事故であることを知ってもらいます。事故の種類によって防止対策の考えかたの違いがあり、事故防止の考えかたとしてエラープルーフ化についても学びます。その上で、プロセス型の事故にはどのようなものがあるのか、プロセス型の事故を防止するための安全確認行動について、確認行動の一覧（次ページ **表**1）と安全ハンドブック（次ページ **図**1）を照合します。

　当院の安全ハンドブックは、主に誤薬防止を目的として作成されており、看護師は、安全ハンドブックを常時白衣のポケットに入れて携帯しています。看護の実践場面で、わからないときや迷った際にはあいまいな記憶に頼ることなく、その場で安全ハンドブックを開いて確認することにしています。新人研修の場で安全ハンドブックを開き、どのようなことが記載されているのかを見ておくことで、臨床の場で活用することができるようになります。OJT の場においても、先輩とともに安全ハンドブックを開いて確認することが多くみられ、集合研修と OJT を連動するツールとしても活用しています。

▶▶ 安全２：転倒・転落事故の予防（非プロセス型事故の考えかた）

　安全２では、非プロセス型の事故防止の考えかたを学びます。非プロセス型の事故の代表的なものとして、転倒・転落事故の予防方法と発生時の対応を習得します。非プロ

表1　誤認防止のための安全行動一覧（武蔵野赤十字病院　看護安全委員会）

以下の安全行動は、患者・薬剤・部位の誤認を防止するために、看護師ひとりひとりが実施し、看護部全体としても実施していく安全行動です。

①	注射行為や手術・検査時は、ネームバンドを見て、患者名を、指さし声出し確認し（指差し呼称）、患者識別を行います。名前を言える患者には、生年月日、フルネームを言ってもらい、ネームバンドの生年月日（ID）、フルネームを確認します。バーコード認証は、患者識別後に行います。
②	注射の実施にあたっては、患者名、時間（日時）、薬剤名、量（単位）、方法・経路（どのルートから注入か）、目的の6R（Right）について、注射指示と薬剤事態とを、指差し呼称で確認します。
③	注射薬は、取り間違いを防ぐため、1患者1トレイ方式で、患者のもとに運びます。
④	当院のダブルチェックは、2人で同時にチェックする、ドリル式です。ダブルチェックする時は、そのモノ（薬剤や輸血など）を理解した上で、お互いが依存せず、責任を持ち、確認作業中は中断せずに行います。新人同士での不確実なダブルチェックはしません。
⑤	危険薬の使用時は、必ず指差し呼称でダブルチェックし、上記②の6Rを確認します。
⑥	インスリンは、単位の換算ミス防止のため、専用の注射器（マイジェクター）を使用します。 ●50単位以上のインスリンを吸い上げる場合、1本のシリンジで何本も吸い上げず、必要本数を使用します。
⑦	麻薬（注射、内服、外用）の使用方法・保管方法は、麻薬取締法に基づいた管理のため、麻薬の与薬手順に従います。麻薬に関するものは、捨てません。
⑧	注射（特に抗生剤・抗がん剤・造影剤など）の実施時は、アレルギー歴を確認し、実施後は、アナフィラキシー様症状や血管外漏出による組織侵襲の観察を十分に行います。
⑨	血液製剤の使用時は、「血液製剤・血液製剤準備及びチェックリスト」を必ず用いて、指差し呼称でダブルチェックし、一項目毎に確認とチェックを行います。
⑩	輸液ポンプ、シリンジポンプ開始時には、「最終確認チェックリスト」を使用して確認します。 ●輸液ポンプには専用の輸液セットを使用します。
⑪	血管内に投与する以外でシリンジを使用する場合は、誤接続防止のために以下の色別で使い分けを行います。 透明：血管内投与　黄色：神経麻痺関連　紫色：経管栄養関連 赤色：上記の使用以外（例：吸入薬、ドレーンからの吸引、ドレーンへの薬剤注入など） ※黄色、紫色のシリンジのコネクタ部分は誤接続防止の国際規格になっています。
⑫	手術センターの看護師と出棟部署の看護師は、手術部位の左右誤認防止のためのマーキングを、申し送り時に確認します。

作成の経緯：2003年3月新入職看護師オリエンテーション用として「安全作業・ルール一覧」を作成、2003年看護部門全体の安全行動として「看護師による10の安全行動」を作成した。その後改訂を重ね、2009年4月「看護師の安全行動一覧（抜粋）」として統合。2014年5月「誤認防止のための安全行動一覧」として改訂。

誤認防止のための安全行動一覧　2014年5月改訂
2019年7月更新　2020年3月更新　2020年4月更新

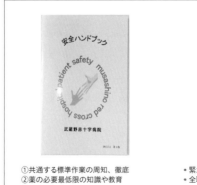
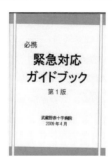

①共通する標準作業の周知、徹底
②薬の必要最低限の知識や教育
③ミスの発生しやすい状況の記載
④看護師に必要な記憶や作業負担の軽減

・緊急時に遭遇した場合の初動的対応を記入
・全職員が携帯（ポケットサイズ）

図1　安全ハンドブックと緊急対応ガイドブック

セス型の事故は、患者側の要因が大きく、医療従事者の手順によらない事故であることから、患者の内的要因と外的要因をアセスメントして環境調整とケア方法を個別に整える必要があることを知ってもらいます。転倒・転落アセスメントの方法やセンサーの種類についても学びますが、それらは予防の手段であり、病院で療養生活を送る患者を、生活者の視点で捉える大切さを理解します。

KYT（危険予知トレーニング）を用いて療養環境に潜む危険を考え、事例を用いて転倒・転落アセスメントをします。新人は、医療従事者の中でも患者を生活者の視点で考えることができる立ち位置にあるため、その感性を大切にする必要があると思います。当院では、患者の行動には意味があることを新人教育で学び、新人教育を積み重ねることによって、患者の生活行動を支える転倒・転落予防の考えかたが浸透しています。

▶▶安全3：プロセス指向（分析手法から学ぶ）

安全3は、安全1で学んだプロセス型の事故について、分析手法を用いて事故が発生した場合の捉えかたと再発防止の考えかたについて学ぶ内容としています。業務・仕組みの改善に結びつけるための分析手法であるPOAM（Process Oriented Analysis Method）を用いて、医療の現場で身近に発生する事故の事例をグループワークで分析をします。POAMは、早稲田大学 創造理工学部 経営システム工学科 棟近研究室が開発した「プロセスに着目した医療事故分析手法」であり、実際に作業にあたる人が自部署の業務改善を目的としてインシデントを分析することに適しています。事故の分析といっても、入職したばかりの新人看護師ですから事故の分析手法のスキル習得は目的とせず、作業プロセスに指示・準備・実施の各段階があることを知り、インシデント事例を作業プロセスに沿って整理することによって誤りがあった箇所が明確になることに気づくことを目的としています。また、再発防止のために誤りのあったプロセスに着目して対策を立案することを学びます。

当院ではインシデントの発生を個人の力不足と捉えるのではなく、業務・仕組みの改善が必要であることを学ぶ機会としています。新人教育からプロセス指向を学び、毎年くり返すことで、プロセス指向が定着するための積み上げとなっています。

その他の医療安全教育

新人教育以外の医療安全教育として、年2回の全職員を対象とした医療安全研修、各部門の管理職を対象としたコンフリクトマネジメント研修、各部署の希望者を対象としたKYTや事故分析手法の勉強会などを行っています。

多職種が小グループとなって行う勉強会は職種の垣根を低くし、部署間のコミュニケーションを良好にする一助となると考えています。また、看護部門での情報共有として、看護部門の安全委員会が主催して年2回開催している「看護フォーラム」があります。2010年から開始し、現時点で10年間にわたり継続開催されています。開催のきっかけは、看護部門は所帯が大きいために、手順やルールを決めていても部署の担当診療科の治療の違いなどから、少しずつ手順やルールの逸脱が発生し、どの部署の看護師も

表2　看護フォーラム開催実績

	開催日	開催テーマ
第 1 回	2010 年 7 月	静脈注射の安全な実施に向けて
第 2 回	2010 年 12 月	急性期病院における高齢者ケアを考える
第 3 回	2011 年 7 月	輸液管理に関するトラブル防止について
第 4 回	2011 年 12 月	転倒転落の防止と対策　新しい取り組みについて
第 5 回	2012 年 7 月	安全行動とコミュニケーション
第 6 回	2013 年 1 月	気管内チューブに関する安全なケアとは
第 7 回	2013 年 7 月	ベッドまわりの環境
第 8 回	2013 年 12 月	抗癌剤について　様々な職種の視点から考えてみよう
第 9 回	2014 年 7 月	内服管理の安全を考える
第 10 回	2014 年 12 月	離床センサーの有効な活用について考える
第 11 回	2015 年 7 月	内服管理アセスメントシート　その評価で合っていますか？
第 12 回	2015 年 12 月	身体抑制の基準を知っていますか？
第 13 回	2016 年 7 月	転倒転落事故防止についての考え方〜生活行動支援への発想転換〜
第 14 回	2016 年 12 月	患者参加の取り組みについて
第 15 回	2017 年 7 月	インシデント報告からの改善事例とその後
第 16 回	2017 年 12 月	患者確認について
第 17 回	2018 年 7 月	確認行為を再考する
第 18 回	2018 年 12 月	その点滴夜間も必要ですか？〜治療も含めた視点で患者さんの療養環境を見直すことができているか〜
第 19 回	2019 年 7 月	「あなたならどうする？」〜患者さんが転倒しました　あなたはどのような対応をしますか〜
第 20 回	2019 年 12 月	「あなたならどうする？」〜日常ケアに潜む落とし穴　食物誤嚥による窒息〜

「うちは特殊なので」と特別性を主張する傾向にあったためです。

　標準に基づいた特別ルールではなく、各部署が勝手に取り決めたローカルルールは危険であり、ルールの違いは看護師が部署異動をした際に、インシデントの発生要因となります。そのため、看護師が一堂に会して基本的な考えかたや部署内の工夫、見えている課題などの情報を共有する場として「看護フォーラム」を開催しています（**表2**）。部署を超えて情報共有することで、良い対策が水平展開されて標準に向かうことは、新たなローカルルールの抑止にもなり、困ったときには関連部署と情報を共有する風土になったと実感しています。

　2018 年 12 月に開催した看護フォーラムのテーマである「その点滴夜間も必要ですか？」は、2017 年に医療安全推進室に報告されたチューブトラブルに着目し、医療安全推進室と看護師長数名が行った「夜間持続点滴見直しプロジェクト」の活動を広めるために行ったものです。高齢患者の夜間の末梢点滴の自己抜去がどの病棟でも発生しており、自己抜去防止のためにミトン装着が対策として実施されている状況がありました。看護師たちは、最初からミトン装着を選択しているわけではなく、点滴のルートが

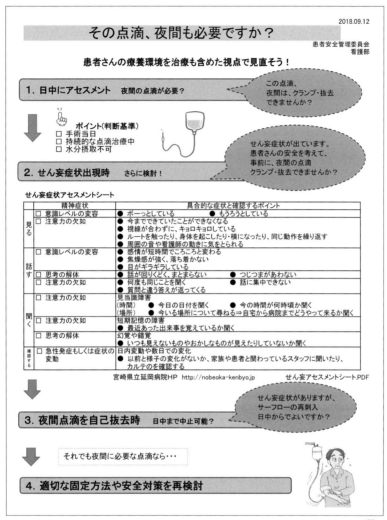

図 2　夜間持続点滴の必要性を判断するフロー図

　患者の視線に入らないようにルートの位置を工夫し、点滴刺入部には包帯を巻いて保護するなどの工夫をしても、患者が自分で抜いてしまうことがあるために、最終手段としてミトンを装着していました。

　報告されたインシデントレポートから患者の背景や使用薬剤について調査したところ、持続的に投与しなくても身体への影響は少ない輸液が多いことがわかり、特に認知症や意識障害のある患者が、夜間、寝ているときに不快感から抜いてしまったり、持続的に投与したりすることで、夜間排尿を誘発して目覚めている可能性が考えられました。そこで、持続投与しなくても身体への影響は少ない輸液であるならば、夜間はやめることができるのではないか、と考えた取り組みでした。

　夜間持続点滴の必要性を日中から検討するためのポイント（判断基準）を決めてフロー図（図 2）を作成し、医師・看護師を対象に主旨を説明して運用を開始しました。

その後の調査で夜間の持続点滴の実施率の減少が見られ、患者の身体への影響などの不具合報告はありませんでした。看護フォーラムでは、フロー図の周知と各部署での展開の工夫について共有し、患者が点滴ルートを抜いてしまうことを防ぐのではなく、なぜ抜いてしまうのか、本当に必要なのか、患者が心身共に安定した療養生活環境を提供することの必要性について共有しました。作成したフロー図は、その後も各部署で活用しており、新入職者教育の医療安全の講義内容に追加しました。

研修実施のポイント

当院が医療安全の新人研修で大切にしているポイントは、以下の3点です。

①実際に起きた医療事故からルールができていることを理解する

実践経験の少ない新人職員は、ルールのみを知っても、その中に潜む危険性には気づきにくいため、実際にどのような事故が発生したのか、何故そのルールを行う必要があるのか、事例を提示して根拠や重要性が理解できるようにしています。

②記憶に頼らずに作業するために、ルールや手順の確認場所を知る

人間の記憶はあいまいなものです。大事なことは正しい医療行為を行うことですから、迷いや不安が生じたときには手順書や根拠となる文書を確認して作業をすることを教えています。ルールや手順の文書の提示は、職種や経験年数の違いを埋めるツールであることも教えています。作業の標準化や可視化、ツールの活用などの工夫によって、安全を担保していることを伝えています。

③業務は多職種が関連したプロセスで構成されているため、安全な医療の提供には各職種が協力し合うことを理解する

病院は、専門職の集合体であることから、安全な医療の提供のためには、各職種が自己のスキルアップを目指すとともに、一連の業務に関連する職種が互いの作業を理解して協力し合うことが必要であることを理解します。このことは新人研修に限らず、院内で実施している医療安全教育に共通しているポイントですが、新人教育の時点から多職種協働の理解を重視した研修内容としています。

受講者の反応・成果、今後の課題

前述のように、当院ではインシデントから見えた課題の解決に向けて、関連職種で話し合う文化があります。こうした文化の醸成が、これまでの取り組みによる大きな成果だと捉えています。そして、課題の解決は、プロセス指向で医療提供の仕組みの改善を行い、改善した仕組みや決まりを継続的に教育することで安全で質の高い医療の提供につながると考えています。今後も、プロセス指向を重視した研修を続けて行きたいと思います。

リスクマネジメント研修

医療法人鉄蕉会 亀田総合病院 医療安全管理室
髙橋静子

取り組みの背景

　医療法では、「全職員を対象に医療の安全を確保するための医療安全研修を開催すること」が定められており、医療機関の責務とされています。本稿では、当院が 2007 年から開催している「ワークショップ型医療安全研修」についてご紹介します。

　この研修は、医療法で定める年 2 回の必須研修とは別枠で開催しています。毎年 3 回（6 月・8 月・10 月）、1 回の参加者は 30 名です。当初は「リスクマネジャー養成講座」という名称で、所属長を対象に行っていました。その狙いは、所属長をリスクマネジャーに登録し、それぞれの部署における医療安全活動全般を管理してもらうことでした。また、リスクマネジャーの役割には、安全管理委員会で決定した安全対策をスタッフ全員に周知することや、職員から提出されたインシデント報告の詳細を把握し、要因を明らかにし、部署の改善活動の充実を先導することがあります。そして、ワークショップを通じて、組織横断的な役割を担うリスクマネジャー同士の交流を深めたいという目的もありました。

　「体験型講座」という意味をもつワークショップは、一方的に講座を受けるのではなく、参加者が実際に参加・体験することが大きな特徴であり、学びと創造、トレーニングや問題解決の場として広く認知されています。効果的な研修方法は、受講生が自ら考える自発性と身体を動かすこと、そして多職種の参加が教育効果を上げ、医療に関わる知識・技術はもとより、こういったノンテクニカルスキルが医療事故の防止に役立つと注目されています。

　参加者は自主参加、または各部署の所属長に医療安全活動を主体的に行う者を推薦してもらいます。中でも医師の参加については、2009 年の第 7 回より初期研修医 2 年目を必須参加とし、研修医の単位認定項目に位置づけられています。第 39 回までの参加者は総数 1,130 名となりました（**表 1**）。

表 1　職種別受講者数

職　種	（人）
医 師	247
看護師	369
薬剤師	64
リハビリ療法士	95
臨床検査技師	27
診療放射線技師	43
臨床工学技士	24
栄養士	28
事務系	156
医療技術その他	33
外 部	44
計	1,130

現在、「リスクマネジメント研修」という名称に変わり、39回を終えて振り返ると、回を重ねるごとに、「人の育成」から「安全文化の醸成」に変容してきたように感じます。

研修・実践内容

研修の案内は、院内Webサイトを用いて募集を呼びかけます。コースの概要と期待される目標は**表2**に示す通りで、総論としての医療安全の意義、リスクマネジャーの役割、そして、チーム医療、コンフリクトマネジメント、事例分析法の各論へと展開していきます。

研修項目の大枠は、①院内安全管理体制と医療安全の意義、②医療機関におけるコミュニケーション、③再発防止手法の3つです。研修プログラムは**表3**に示す通りです。グループは多職種構成で、メンバーが協働し課題を達成していく多角的なプログラムにしています。

講義を担当するファシリテーターの職種は、医師2名、看護師4名、薬剤師1名、臨床工学技士1名の計8名です。

院内安全管理体制と医療安全の意義

講義は医療安全管理室長が担当します。「当院の医療安全管理体制」は、医療安全に関する基本理念や医療事故発生時の対応、ヒューマンファクターズの考えかたなどの総論を説明します。次に、「リスクマネジメントに求められるもの」をテーマに、付箋5枚／人に1つずつ、具体的な内容を書き出していきます。グループ内で書いた内容を読み合わせ、類似法（似た内容をグルーピングする方法）で分類し、それぞれに表題をつけていき、最後にグループごとに発表を行います。バラバラだった1枚1枚が類似法によってまとまり、模造紙上でPDCAサイクルを描写したり、教育やコミュニケーションの重要性を示したり、自分が何を行えばよいのかが具体的に表現されます（**写真1**）。

表2 「リスクマネジメント研修」コース概要と目標

コース概要	目　標
①院内安全管理体制と医療安全の意義	病院の医療安全管理体制を知る
	リスクマネジメントとは何か
	問題解決の要素を明文化する
②医療機関におけるコミュニケーション	良好なチームワークのスキルを知る
	紛争を予防するための対応を知る
③再発防止手法	インシデントKYT
	RCA（根本原因分析）の方法がわかる

表3　プログラム（8時30分開始〜16時30分）

プログラム	(分)
オリエンテーション・自己紹介	15
講義：当院の医療安全管理体制	20
演習：リスクマネジメントに求められるもの	55
動画演習：コンフリクトマネジメント	45
演習：良好なチームワークとは	45
演習：インシデントKYT	70
演習：RCA（根本原因分析法）	140
アンケート記入・修了式	20

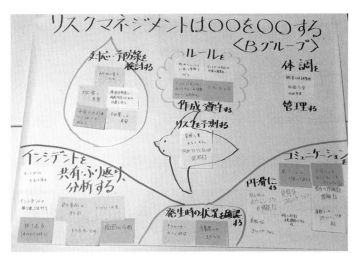

写真 1　リスクマネジメントに求められるもの（類似法）

質と安全について

　質とは標準化し、誰がやってもブレが生じないよう、あるいはブレを少なくすること、安全とは、害を与えないことです。質が上がれば安全も上がりますが、安全が脅かされれば質は下がり、質と安全は表裏一体といわれます。

　病院には多職種が共同して行う活動があります。例えば、転倒・転落予防チームはリスクアセスメントが標準通り行えているか、実態を評価し、環境に不備がないか巡視を行います。また、火災・津波対策、個人情報の管理、感染管理の視点で、ケア環境を巡視します。ルールを定めても、形骸化してしまうことは常で、そのために評価が重要です。

　医療安全を管理するとは、未然防止＞事故発生時の対応＞被害の拡大防止＞改善＞教育の仕組みのサイクルを効果的に回し、ベストな状態にすることです。

医療機関におけるコミュニケーション

　コンフリクトとは「衝突」や「不一致」、そして考えや主張が双方で異なる状況で、お互いが「対立」することを意味しています。患者さんとの間で起きたときに対応を誤ると信頼関係が崩れてしまいます。ここでは、e ラーニングの動画（5 時間で投与するはずの輸液を 30 分で投与された患者さんが怒っている事例）を見て、明らかな誤りが起こったときの初期対応方法、謝罪や患者さんへの配慮の意義、適切な報告のしかた、速やかな対応が必要な理由について確認します。

　また、自部署で体験した事例を紹介し合います。参加者は、院内で発生した実例に関心をもちますので、薬剤師が経験した引き渡し窓口での待ち時間に対する苦情や電話による問い合わせの具体例をもとに、さらに考えかたを深めます。

事故発生後の対応

　どんなに注意をしていても、誤りを起こしてしまうことがあります。初期対応が適切に行われないと、患者さんの不安が怒りに移行し、信頼関係が崩れてしまいます。誤薬のときは処方した医師からの説明が必要です。「事実確認」「謝罪」「身体への影響の有無を確認」「速やかな報告」が対応の基本です。

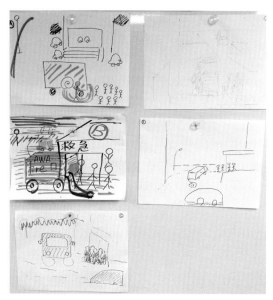

写真2　写真を絵で再現

　次に、良好なチームワークを築くために、チームSTEPPSのノウハウをもとに、多職種で協働する上で必要なスキル（リーダシップ、相互支援、状況監視、コミュニケーション）についてディスカッションします。伝えることの難しさを体験してもらうために、グループの代表者だけに写真を見せ、代表者は言葉だけでメンバーに伝え、絵に表現していきます。うまく表現できたグループには、そのコツを聞いて賞賛します。

　写真2で示す絵の題材となった写真は、大雨のあとに病院の敷地の一部が浸水し、ポンプ車が水をくみ上げている場面でした。微妙にそれぞれの着目点が違っていることがわかります。

　チームSTEPPSは、チームとしてのより良いパフォーマンスと患者安全を高めるためのツールが学べる機会で、講師はマスタートレーナーの資格をもつ医師が担当しています。

良いチームワークのキーワードを 3 つ（例）

　良いチームワークのキーワードをグループで話し合って 3 つあげてください。

- 補完する、共有する、配慮する
- 共通の目標がある、良好な人間関係、信頼
- 相互理解、信頼関係、良好なコミュニケーション
- お互いに理解し助け合う、信頼関係、良好なコミュニケーション
- 他人を思いやる、責任が明確、有効なコミュニケーションができる

再発防止手法

　講義は主にセーフティーマネジャーが担当します。インシデント KYT（Kiken Yochi Training）と RCA（Root Cause Analysis：根本原因分析法）の分析手法で、実際の事例を用いて展開します。研修に用いる事例は発生した部署に事前に目的を伝え、了解を得る配慮をしています。インシデント KYT は事例の問題箇所をピックアップし、重要な問題の背景要因を列挙していき、改善案まで展開する方法です。

インシデント KYT 手順

ラウンド 1：事例の問題箇所を 5 〜 7 つ列挙する

ラウンド 2-1：ラウンド 1 の最重要項目を選択し、番号に◎と文章全体に波線を引き注目する

ラウンド 2-2：◎の問題箇所の背景を抽出する

ラウンド 3：◎を解決するための対策を考える

ラウンド 4：目標設定、指差し唱和項目を設定

　RCA を行う目的は、インシデントやアクシデントの根本原因を分析することによって再発を防止することにあります。RCA には 140 分の時間を割いて、出来事流れ図は時間短縮目的で事前に用意しますが、なぜなぜ分析は本格的に時間をかけて行います（写真 3）。

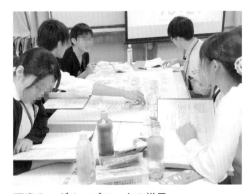

写真 3　グループワークの様子

RCA 手順

ステップ1：出来事流れ図作成

　　　　　出来事ごとに付箋に書き出していく

ステップ2：なぜなぜ分析

　　　　　問題箇所になぜ・答え、なぜ・答えをくり返していく

ステップ3：背景要因図作成

　　　　　根本原因を見つけ、原因と結果を要約する

ステップ4：対策立案

　　　　　誰が、いつまでに、どのように、承認者を決める

研修実施のポイント

実施する際に配慮・工夫した点

▶▶ 研修を受ける姿勢のモラル

　一般的に、研修は組織が人材育成をするにあたり行うもので、職員が仕事をする上で必要な知識や技術を学ぶことを目的としています。仕事上で必要なスキルや知識を身につけるためのものなので、研修のモラルとして、受講中は業務の問い合わせを受けることがないよう、院内PHSは電源を切ってもらいます。また、パソコンを操作している人を見つけたときは、「研修に集中してください」と小さく声をかけ、グループメンバーの一員としての自覚をもってもらいます。

▶▶ 自己紹介はアイスブレーキング

　オリエンテーションでは、アイスブレーキングを兼ねて、グループ内で自己紹介を行います。自己紹介は1人1分を持ち時間とし、研修参加理由や、出身地、趣味など自由に語ってもらいます。緊張が解けたところで、研修の目的とプログラムについて説明を行います。グループは職種が偏らないように5つに分け、男女比、役職者の振り分けにも考慮します。

▶▶ 会場設備の配慮

　当院には職員の研修を担当する専門の部門があり、そこの協力を得て実施しています。会場は参加者の人数に合わせた広さで、室温調整や必要な器材も装備し、参加者の荷物が机の周りにあると動きづらいので置き場も確保します。机と椅子の配置は、「アイランド斜め型」で、グループ間の距離を調節します。

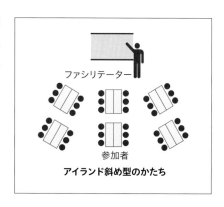

ファシリテーター

参加者

アイランド斜め型のかたち

進行する上で注意したこと、気を付けたこと

▶▶ ファシリテーターの役割

ファシリテーターには講義を割り振り、演習の際にはグループを担当し、進めかたの助言をします。このとき、個人の考えを強く出してしまうと、「ファシリテーターがこう言った」と、参加者の主体性を削いでしまうので注意します。また、ファシリテーターによって助言が異なると参加者が戸惑うため、事前の打ち合わせや研修後に振り返りを行い、アンケートの結果を真摯に受け止め、介入方法の認識を共有します。

▶▶ 進めかたの工夫

資料はファイルにまとめて準備します。グループワークに欠かせないのが、司会・書記・発表の役割分担です。分担は重複しないようにグループ内の輪番で決めてもらい、印字したシールを胸の見える位置に貼ってもらいます。

参加者が満足できることが第一ですので、飽きがこないように、各セクションは講義と演習を組み合わせ、参加者に発表の機会をつくるよう注力しています。また、絵を描いたり、創作したり、他のグループをまわるなど、身体を動かしてもらい、楽しく参加してもらうように工夫をしています。午後の部の開始前に、リハビリ療法士に「体操のお兄さん」になりきってもらい、1分間のストレッチを行います。突然の振りにもかかわらず、臨機応変に対応してくれる、リハビリ療法士の懐の深さにいつも感謝しています。

▶▶ プログラム構成と時間配分

当初は2日間のプログラム構成でした。参加者から「長い」と言われ、第3回から1.5日、そして、5年目の13回から1日のプログラムに凝縮しました。参加者の声には、「病院の打ち出しがあいまいでイメージがわかない」「いろいろ体験はしたものの現場レベルに落とし込めない」など、切実な意見が出ていたことから、参加者の意見感想を真摯に受けとめ、プログラムの内容や順番、時間配分を変えて、今に至っています。

事例は、「薬剤や手術では事務系の方がたにイメージがつかない」「話し合いに参加できない」との感想から試行錯誤してきました。適した事例は、全職種が体験し得る患者情報の誤認や情報伝達エラーが組み合わさったものと感じます。ただ、この研修では作法を学んでもらい、自部署で行うのが狙いです。それを前提に打ち出すこと、エラーの箇所が多いと分析に時間がかかってしまうので、時間配分を加味して選択する、あるいは修正を加えるのがよいと思います。また、PMDA医療安全情報のようなインターネットで公表されている事例を修正し、院内で活用するのもよいと思います。

▶▶ 終了後アンケートと修了式

アンケート項目は、研修全体の満足度とプログラムごとにリッカート尺度の5段階法で評価してもらいます。また、プログラムで良かった点や、仕事に役立ちそうだと感じた点、プログラムでもっと知りたかった点、改善が必要な点を記述してもらいます。最後に修了式を行い、「RM」(リスクマネジャー)のロゴの入ったシールと修了書を手渡しします。

リッカート尺度の5段階法（例）

「リスクマネジメント研修」の感想をお聞かせください。

1．研修内容全体についてどう思われましたか？　あてはまるものに〇印をつけてください。

まったく良くなかった　1－－2－－3－－4－－5　大変良かった

仕事に役に立たない　1－－2－－3－－4－－5　仕事に役立つ

興味・関心がまったくもてなかった　1－－2－－3－－4－－5　興味・関心を非常にもった

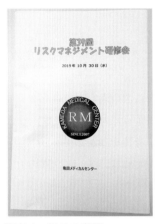

写真4　冊子の表紙

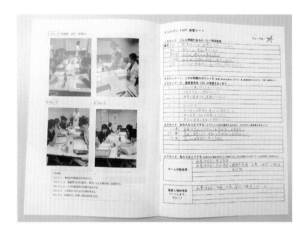

写真5　冊子の中身

▶▶研修冊子の配布

　冊子には、終了後アンケート結果と研修中の写真を入れて、成果物として全員に配布しています。研修資料と冊子を見返すことで、進めかたの参考にしてもらえればと考え、初回から作成しています（写真4、5）。

受講者の反応・成果、今後の課題

　当初から、KYT、RCAの満足度は高いものの、時間が足りないことによる不消化の意見もありました。参加者からは「他部署との情報交換になった」「他の人にも勧めたい」「交流会を企画してほしい」などの意見が多数ありました。

受講後の仕事活用状況調査

　研修内容に対する評価は研修直後に行っていましたが、各々の業務に活かせているか否か明らかではなかったことから、2013年以降に参加した者を対象に追跡調査を行い、研修の効果を検証しました。対象は参加者のうち、今も在職している者にアンケート調査を実施しました。設問項目はワークショップの感想3項目、研修後に実践した内容8項目、業務への研修ツールの活用9項目としました。結果、追跡調査の対象人数は102

名で回収率は63.7％でした。「演習を通して手法が学べ、具体的な案も考えられる」と答えた者は98.5％、「研修後に実際にインシデント報告を行った」と答えた者は94.5％、「情報をわかりやすく伝えることを心がけている」と答えた者は98.5％、「フォローアップ研修があれば参加したい」と答えた者は73.8％でした。また、「早速RCAを病棟で全員参加という形で実践して役立てた」という声もありました。このことから、研修を受けることで行動が変化し、ノンテクニカルスキルを日常的に意識し、リスクマネジメントをさらに学ぶ意欲がわいたことが示されました。ワークショップ型の研修参加は、参加者の自発性が高まり、リスクマネジメントに対する意識が変化した可能性があります[1]。

今後の課題

　ファシリテーターらは、研修終了後、参加者の研修アンケートを回覧し、自身が担当したところの時間管理や参加者の反応などを自己評価し、ほかのファシリテーターが改善を提案します。参加者には取り組んだ分相応の結果を持ち帰ってもらう必要があり、研修の評価は主催者の自己満足ではなく、参加者の評価によります。「不満足」「時間の無駄」といった低い評価は、多職種だからとか、いろいろな人がいるから、と片付けてしまうのではなく、謙虚な受け止めが必要です。

　継続するのも重要ですが、今話題のトピックスを取り入れたり、企画する側も情報をブラッシュアップしたりして、研修のプログラムの改善を心がけています。

■■■引用文献
 1) 髙橋静子ほか. ワークショップ型を重視した職員研修のあり方. 医療の質・安全学会誌. 9(suppl), 2014. 267.

■■■参考文献
 ・石川雅彦. RCA 根本原因分析法実践マニュアル 第2版：再発防止と医療安全教育への活用. 東京, 医学書院, 2012, 230p.
 ・Ⅲファシリテーションを身につける. Nursing BUSINESS 2017 秋季増刊. (154), 2017, 108-167.

事例発生時に活かせる医療安全教育の試み
現場の医療安全管理リーダーを育てる

社会医療法人財団白十字会 佐世保中央病院 元医療安全管理部 次長

朝倉加代子

取り組みの背景

　病院内では年間に数多くの研修が開催されています。

　医療安全全体研修（診療報酬に係わる年2回の必須研修）もその中に含まれます。当院では、ほかにも各専門分野の特性を生かした部門別分散教育を実施しています。部門別分散教育は、医療安全管理部部門代表専任者（以後、専任者といいます）が自身の部門を担当します。専任者は、年度はじめに安全教育計画を立案し、医療安全管理部定例会で発表します。医療安全管理部が年度末に、全部門の研修企画・実施・結果および今後の課題をまとめたものを、医療安全管理部活動報告『医療安全管理部白書』に掲載しています（図1）。

　リハビリテーション部では、2016（平成28）年度に後輩指導者育成の目的でリーダー育成研修「セラピストリーダー育成プログラム」が企画されました。医療安全管理部専従医療安全管理者が、「医療安全報告事例を用いたコーチング」というテーマで、講義を担当しました。研修のプログラムは、基礎と応用の2回のシリーズです。受講者には、基礎編修了後の半年間に学んだコーチングスキルを現場で実践するという課題が与えられます。応用編では、受講者のレポートをもとに講義を進めます。レポートには「コーチングスキルを受講し理解できたと思っていたが、実際の業務では意識しながら活用することはできない」という課題が書かれていました。そこで本稿では、この課題の解決を目標に医療安全研修に取り組んだので紹介します。

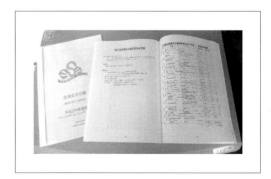

図1　医療安全管理部白書

研修・実践内容

　取り組みの方法として、次の 3 つをあげてみました。
①セラピストリーダー育成研修・「コーチングスキル」の実践を目指すための方策
②リハビリテーション部部門分散教育・「患者急変時デモンストレーション研修」の検証
③医療安全管理部による医療安全教育動画制作による教育環境の構築
　以下に、それぞれについて、説明します。

① セラピストリーダー育成研修・「コーチングスキル」の実践を目指すための方策

　リーダー育成研修「セラピストリーダー育成プログラム」の企画内容について紹介します。
- 対 象 者：当法人 7 施設のリハビリテーション部門　就職 3 年目以上スタッフ
- 実施期間：2016・2017（平成 28・29）年度の 2 年間
- 目　　　標：「後輩の理解度を高める指導において　安全に業務ができる」
- 内　　　容：タイムテーブルは**表 1** 参照
　　　　　　　専従医療安全管理者が担当は、「医療安全報告事例を用いたコーチング」をテーマにした講義と演習です。

② リハビリテーション部部門分散教育・「患者急変時デモンストレーション研修」の検証

　医療安全管理分散教育は、部門代表専任者が中心となり部門ごとに年度計画が立てられます。活動状況は、毎月開催する医療安全管理部定例会で運営担当専任者から経過報告が行われます。医療安全管理部は、計画実施状況や結果報告など院内 LAN を活用した報告レポートで確認し、状況に応じて運営担当専任者の支援を行います。

　次ページ**表 2** は、リハビリテーション部の医療安全研修年間計画です。今回は、毎年実施される「急変時デモンストレーション研修」について取り上げます。

表 1　セラピストリーダー育成プログラム

項　目	概　要	開催日時	
ティーチングと コーチング ●基礎と演習	○講義：コーチングの 6 つのスキル ・「聴き方」 ・「明確化」 ・「中断のスキル」と「許可取りのスキル」 ・「認知のスキル」と「励ましのスキル」 ・「提案のスキル」 ○課題：「コーチングスキルを実践する」	2016 年 9 月 1 日 18:30 〜 20:00	2017 年 5 月 19 日 18:30 〜 19:50 2017 年 6 月 30 日 18:30 〜 19:50
●応用編 ●総まとめ	○事例から学ぶ ・講義：基礎と復習 ・演習	2016 年 10 月 11 日 18:30 〜 20:00	2017 年 12 月 8 日 18:30 〜 19:50

表2 部署別医療安全管理教育企画予定表

部門名〈リハビリテーション〉				実施結果		
実施日時 実施担当者	テーマ	方法	対象者	実施 日時	参加 人数	安全管理 部確認欄
4月3日 9:00〜10:00 部門代表専任者	安全オリエンテーション	マニュアルを用いての座学	新入職員			
7月17日 17:00〜17:30 PT担当	トランスファー	グループワーク実技演習	リハビリ部全員			
10月17日 17:00〜17:30 部門代表専任者	急変時シミュレーション	グループワーク実技演習	リハビリ部全員			
1月17日 17:00〜17:30 部門代表専任者	KYT	グループワーク実技演習	リハビリ部全員			

急変時デモンストレーション研修とは

写真1、2、3は、実際のデモンストレーション研修の様子です。スタッフ役は、ビブスをつけて、急変時マニュアルに準じてそれぞれの役割を演じます。周囲のスタッフは、観察者になります。

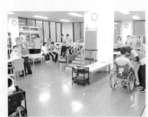 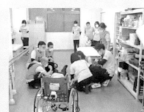 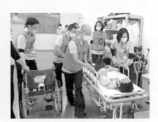

写真1　　　　　　　写真2　　　　　　　写真3

③ 医療安全管理部による医療安全教育動画制作による教育環境の構築

▶▶ 医療安全教育動画制作の背景

　デモンストレーション研修は、座学に比べて受講者の満足度は高いようです。しかし、受講者からは、実際の急変場面では舞い上がってしまい、学習したことが全く生かされなかったとう意見がありました。研修で工夫することの1つに、「実際の業務の中で活用すること」ができるようにすることです。

　それでは、これまで行ったデモンストレーション研修は何を工夫すれば良かったのでしょうか。

　教育訓練の場においても、実物やモデルを使いながら説明を行うやりかたのことをデ

モンストレーションといいます。医療安全管理者は、なぜその事故が起きたのかわからないとき、現場で事例を再現することがあります。事例発生時の環境を、同じ条件で同じように行動してみることでいろいろな発見ができるからです。そのためには、現場からの報告が重要となります。「報告する」とは、「ミスは誰でも起こすもの」そして、「たまたまその人が起こした」だけ、だから「隠さず報告してもらう」。これは、当院で行っている医療安全新入職員研修で必ず伝えていることです。事例が発生した環境や条件が同じであれば、そこに係わった誰もが事例の当事者になり得るということですね。

　リハビリテーション部で実施していたこれまでのデモンストレーション研修を医療安全管理部で振り返り、教育方法やその環境づくりについて検討しました。これまでの参加型研修で受講者は、マニュアル通りに実施することで精一杯で、事例全体を客観的に確認することはできませんでした。そこで、医療安全教育動画を作成することにしました。過去5年間におけるリハビリ訓練室でのDr緊急コールは、3回です。動画は、これらの事例をもとに、事例をできるだけ忠実に再現しました。まずは、事例内容を確認し、自分の立ち位置ややるべきことを、全体の流れから理解できる環境づくりをしました。

▶▶ 動画教材作成のポイント

　シナリオは、実際の報告事例とリハビリテーション部の患者急変時マニュアルをもとに、専従医療安全管理者とリハビリテーション部の専任者で考えました。専従医療安全管理者にとっては、専任者教育に事例検証のスキルを伝えるのに良い機会となりました。出演者の台詞は、リーダー育成研修で実施したコーチングスキルを使いました。事例発生時に、現場でリーダーを育てるとはどのようなことかを伝えられるように工夫しました。さらに、動画のまとめにも、リーダーが行うべきスタッフ支援のありかたを加えました。リハビリテーション部の患者急変時マニュアルを使用したことは、実践に即した内容の見直しにつながりました。急変時対応はチームで連携して実践することが重要です。リハビリテーション部のセラピストが、事例の関係者をそれぞれの立場になって演じます（図2）。台詞や動作の細かい修正、特に演者のアドリブによる演出などは、コーチング研修が生かされる場面となりました。動画は、短時間（5分程度）でまとめ、くり返し見やすいものとしました。

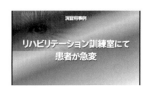
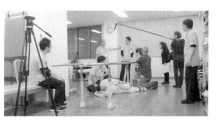

図2　動画作成の様子

▶▶ 動画を使った研修の実施

　はじめに、新入職員 4 名のセラピストに対して、入職時研修に動画教材を活用しました。次に、全スタッフ（当時 48 名）に対して、急変時デモンストレーション研修時に教育動画の視聴を使い、その後に簡単なアンケートをとりました。

研修実施のポイント

　今回のリハビリテーション部における、医療安全研修の実施ポイントをまとめてみました。
　①「研修の目指すもの」とその対象者を明確にしたこと
　　1）現場教育を目指すことを目標にしたこと
　　2）研修対象者の選択として、リーダー育成研修対象者にしたこと
　② 関連した研修の活用
　　1）基礎知識として「安全報告事例を用いたコーチング」研修を活用したこと
　　2）研修形態として「急変時デモンストレーション研修」とコーチングスキルを活用したこと
　　3）動画教材の作成と活用方法の工夫
　　4）学習環境の提供

受講者の反応・成果、今後の課題

受講者の反応と成果

　新入職員への教育用動画の視聴は、急変時対応のイメージがしやすく、また自施設での作成動画であったことで身近に感じることができるという意見がありました。全スタッフの教育動画の視聴と急変時デモンストレーション研修の実施後アンケート結果は以下の通りです。
　「教育動画の理解度」は、大変よく理解できた：36％、理解できた：64％でした（図 3）。
　「急変時デモンストレーション研修に今回の教育動画が生かせる内容だったか」の問いに対しては、大変生かせる：28％、生かせる：72％でした（図 4）。
　この結果から、デモンストレーション研修後の振り返りの際に動画を活用することは、理解度が向上するのではないかと考えられます。
　研修が現場に活用できるように落とし込むことも教育を担当することも役割です。さらに、医療安全教育は、事例発生時にリアルタイムに行えることが理想であり、より効果があることは確かです。研修では、実際の事例を使い、事例発生時の当事者に対して管理者がリアルタイムに指導する場面を設定したことや、そのスキルとしてコーチングを選択したことで理解しやすかったようです。

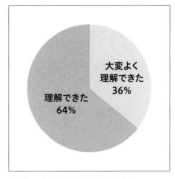

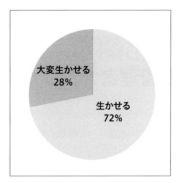

図3　教育動画の理解度　　　　図4　教育動画を今後生かせるか

今後の課題

　医療安全教育が、現場で生かされるためにはどのようにすれば良いのでしょうか。

　医療安全管理者は、口答報告や事例報告書が提出されて、その内容を知ることになります。専従医療安全管理者は、事例発生時には現場から遠いところにいるのが現状です。当院の報告ルートでは、現場からの報告は、部門代表専任者や部門の管理者になっています。事例の再発防止には、発生時のリアルタイムな現場教育が重要であり、その効果は期待できます。そこで必要になるのは、事例が起きたそのときに、現場で指導能力を発揮できる人を育てることではないでしょうか。動画教材では、新人セラピストに対する主任の言動に対して、課長がコーチングスキルを使って現場教育を行うシーンがあります。専従医療安全管理者が教育するターゲットは、このようなリーダーの位置づけにいる現場のスタッフだと思います。

　医療安全管理者は、安全教育の成果を現場に落とし込むことが目標であり、常に試行錯誤して実践しています。今回は、リハビリテーション部の安全教育活動をモデルにその内容を紹介しました。事例発生時が教育の良い機会と捉え、現場で指導できるスタッフの育成が重要であると考え、取り組みました。当院では、これまでにも、医療安全教育教材としてオリジナルの教育動画を作成してきました。専任者がオリジナル動画教材を、分散教育や研修実践に活用できたり、スタッフ自身が研修後の振り返りや個人学習ができるような教育の環境づくりにも取り組んでいきたいと思います。

　専従医療安全管理者が行う「事例発生時に生かせる医療安全教育の試み」とは、「現場の医療安全管理リーダーを育てる」ことであり、誰にどのような教育を行うべきか目標を明確にすること、そして、組織全体で取り組むことが重要でしょう。

安全文化醸成に向けての活動
部署安全管理者カンファレンスと安全リンクナース活動

社会医療法人雪の聖母会 聖マリア病院　(1)医療の質管理本部、(2)医療安全専従看護師、(3)医療安全管理者

本田順一[(1)]、伊東貴美代[(1、2)]、下川さえ子[(1、3)]

取り組みの背景

　医療現場の安全を確保するには、エラープルーフ[1、2)]やフェイルセーフ[3)]のシステム構築と職員教育が非常に重要です。しかし現場スタッフの安全意識が希薄な状況では、真の意味での医療安全は確保できないと考えます。どんなに良いシステムを構築しようと、それを利用するヒトが安全な医療を提供しようと考えなければ、どこかにエラーが発生し、エラーを見逃してしまいます。また優れた手順書やマニュアルが存在しても、それを使用するスタッフが守らなければ安全は保障されません。決められたことを決められた通りに実行するには、組織ガバナンスの強化が必要であると考えます。安全文化を醸成するためのガバナンス強化が必要です。

　では、いかにしたら組織のガバナンスが強化できるのか。数多くの教育の機会を設定しても、受ける側の意識が希薄ではその効果は低いと思われます。医療の質管理本部では、現場スタッフの安全意識を効果的に向上させる仕掛けづくりを常に考えています。本稿では、その仕掛けとして取り組んでいる「部署安全管理者カンファレンス」「安全リンクナース会」の内容を紹介し、その効果について報告いたします。

研修・実践内容

部署安全管理者カンファレンス

実施方法：各部署の安全管理を担当する者を部署安全管理者（部署の管理者が多い）が参加し、毎月1回（第3火曜日）1時間、開催しています。

カンファレンス内容：①安全管理部門からの報告事項、②各部署で発生したインシデントやアクシデントを部署自ら要因分析し、改善策を実施した報告、③意見交換。

案内方法：院内ネットワークを通して案内していますが、毎月決まった日に開催しているため案内不足は生じません。年間計画は、年度末に次年度に発表する部署を報告しています。

▶▶ **カンファレンスの実際**

　ある病棟の報告を例として提示します。右多発肋骨骨折、右外傷性血気胸で入院中の

85 歳女性（認知症あり）の転倒事例を検討した結果報告を**表1**、**図1**に示しています。自部署での検討の結果、「起き上がれないとの思い込みから、転倒・転落リスクアセスメントができていなかった」、「患者の ADL を情報共有できていなかった」と結論づけました。改善策を検討し（次ページ **表2**）、採用した改善策は現在も継続中です。このような報告を毎回 2 部署程度実施しています。

表1　事象関連図

勤務帯	患　者	日勤担当看護師	夜勤担当看護師	リハビリ
3/16	今回転倒し入院した 昼間は家族面会にて抑制ミトン解除されていた 昼夜逆転あり 日中傾眠傾向	8:40 主治医にてドレーン抜去される ADL：バストバンド装着にて安静度フリーとなる 離床促していく方向となる		
3/16 夜勤	ミトンのみで起き上がり動作なし 就前：エチゾラム0.5mg 内服		ドレーン抜去となったが、点滴があり抑制帯解除しミトンのみ継続した	
3/17 日勤	日中傾眠傾向 声掛けには返答あるもすぐに入眠	準夜で危険行為を認めなかったため、ミトン解除し抑制フリーへ ●リハビリ状況を確認していなかった ●ADL について記録しなかった		骨折による疼痛訴えなし 寝返り：軽介助 起き上がり：軽〜中介助 移乗：中介助
3/17 準夜	23:40　ベッドサイドに座っていた		身体抑制は何もせず経過観察していた ●リハビリ状況を確認していなかった	

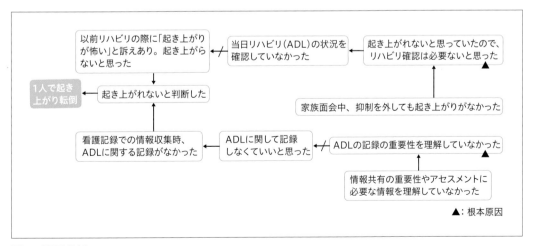

図1　要因分析

表2　改善策評価表

改善策	残留リスク	効果	コスト	時間	労力	実行可能性	採用
転倒・転落アセスメントで「指示性なし」と判断している患者は、朝のカンファレンスで対応策を話し合う	すべての患者については時間的に無理な場合もある	◎	◎	○	○	◎	採用
記録内容を情報共有し、朝のカンファレンスで転倒・転落対応策を話し合う	記録しない可能性がある	◎	◎	○	○	◎	採用

表3　2018年　安全リンクナース活動計画

目的	医療安全管理を看護ケアの現状から考え、看護ケアの質向上を図り、急性期医療病院における安全な看護を提供する
目標	医療安全の視点に立ち、グループ活動を通して、安全な医療環境の整備を行う
本年度のねらい	指差し声出し確認が習慣的に実施される職場風土を構築する
開催日	毎月第1火曜日　14：00〜15：00　外来棟2階大ホール
対象者	安全リンクナース（各部署主任がその任を担う） ※同部署に2名の主任が配属されている部署については、部署責任者が1名任命する
活動方法	グループ活動（安全な医療・看護提供のため改善活動を行う） ※今年度の活動テーマについては、本部より提示し、活動内容・方法については各グループで検討し、年間計画表を作成する ※年間計画表は、4月30日までに医療の質管理本部担当者に送信する ※毎月実施される安全リンクナース会では①本部からの報告事項の伝達、②グループ活動を行う 　毎回、当番は議事録を作成し、1週間以内に医療の質管理本部担当者に送信する
活動評価	年間の活動評価は、年度末に活動報告会を実施し、1年間の活動報告を行う ※今年度の活動報告会実施予定日：平成30年3月5日 ※中間報告：毎年9月末日までに、所定の書式に従い中間評価を実施し、グループ活動の軌道修正し、報告書として医療の質管理本部担当者に提出する
グループ活動内容	
教育G	2回/年実施されている医療安全研修用のDVD作成・職員への医療安全教育
転倒・転落G	職員への転倒・転落防止教育
熱・赤外線離床センサーG	熱・赤外線離床センサーを活用した転倒・転落防止の検討
指差呼称　（A）	聖マリア病院で勤務する全職種・全スタッフが指差し・声出し確認を習慣的に実施するための改善活動を行う 改善活動の内容については、グループ内で話し合い決定する
指差呼称　（B）	
指差呼称　（C）	
指差呼称　（D）	

安全リンクナース会

実施方法：病棟主任を安全リンクナースとして任命。毎月 1 回 1 時間（第 1 火曜日）を活動時間とし、テーマごとにグループワークを行っています。2017 年度と 2018 年度は、教育グループ、指差し・声出しグループ（A、B、C、D の 4 グループ）、転倒・転落グループとして活動しました。月 1 回のリンクナース会ではそれぞれのグループごとに活動内容をチェックし、解析する時間としました。

▶▶ リンクナース会活動の実際

前ページ**表 3** に 2018 年度の安全リンクナース会の活動計画を示します。それぞれのグループは独自に目標を設定し、年間計画を立てて活動しています。教育グループは年 2 回開催する全職員対象の医療安全研修会用のビデオ作製を目標としました。指差し・声出しグループの目標は次ページ**表 4** に示します。転倒・転落グループは、これまで 42 項目あった転倒・転落アセスメントチェックシートを改良し、考えながらアセスメントできるようなシートを作成後（**図 2**）、アセスメントに適合した予防策を看護計画に反映させ、看護計画で実施した予防策を実施するようにしました。その後、ひと月あたり 100 件調査し、転倒・転落アセスメントの判定と看護計画の整合性を評価しました。

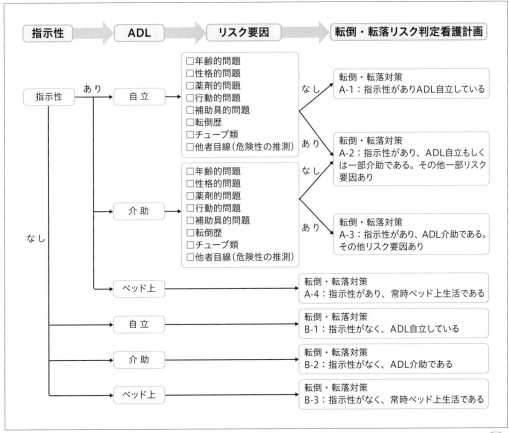

図 2　転倒・転落リスク判定方法

表4　指差し・声出しリンクナースグループの活動目標

指差し・声出しグループ	目　標
A	①中央診断治療センターと診療放射線室スタッフへ指差呼称 100％定着させる ②指差呼称しないことによるインシデントが発生しない
B	① NICU の母乳・ミルク投与準備時の指差呼称を定着させる ② 9 月末までに、指差呼称遵守率 80％
C	注射作成時の指差呼称遵守率 100％
D	①内服薬配薬に関する指差呼称の遵守率 100％ ②内服薬に関するできごと発生率 0％

研修実施のポイント

　部署安全管理者カンファレンスでは、実施のポイントとして、なるべく自部署自身で考えさせるようにしています。医療安全管理部門の関わりが多いと、自分自身で考えることをやめてしまい安全管理部門に任せることが多くなり、改善策もやらされ感が出てきてしまいます。現場のスタッフの意見がいちばん重要です。要因分析法などがよくわからない場合などは、医療安全管理部門が積極的に協力するようにしています。医療安全管理部門が司会進行を担っていますが、なるべく他部署から意見が出るように進行しています。

　医療安全管理部門からの報告事項（表5）は、なるべく短時間で行うようにしています。報告事項が多くなると、カンファレンスではなくなり、伝達報告となってしまいます。あくまでカンファレンスであり、自部署の報告について他部署からも意見をもらいディスカッションすることが重要と考えます。

　一方、安全リンクナース会の実施のポイントとしては、現場のスタッフでもある主任は問題意識も高く、解析能力も高いことから、部署安全管理者カンファレンスと同様に、自主性に任せることが重要です。現場をよく知る主任は、真剣に問題に取り組んでくれます。問題解決過程において、医療安全の知識も自然と獲得していくことになりま

表5　医療安全管理本部からの報告事項

1）出来事（インシデント報告）報告件数
2）医師からの報告件数と内容
3）事故事例（3b 以上）報告
4）患者間違い件数
5）転倒・転落件数と推移
6）警鐘事例報告
7）医療安全情報（日本医療機能評価機構）

す。医療安全管理部門としては、リンクナース活動をいかにバックアップできるかを考えていくことです。リンクナース会で決定した事項や改善策を、病院の方針として決定することが重要と考えます。

受講者の反応・成果、今後の課題

　まず部署安全管理者カンファレンスの成果としては、他部署から違った視点での指摘があり、自部署では気づくことができなかった問題点などが抽出できるようになったことや、他部署の報告を聞くことで、自部署に応用できるようになった点などが大きな効果としてあげられます。具体的には、カンファレンスでは自部署での出来事の要因を自分たちで解析し、改善策まで導き出し、その結果を他部署のスタッフの前で報告します。他部署の目があることで、真剣かつ真摯に取り組む姿勢が生まれます。また報告部署の出来事に対する解析や改善策を、自部署に応用して取り入れるということが行われるようになりました。

　インシデントやアクシデントの要因分析などは非常に難しく、時間を要し、自部署での解析をあきらめてしまいがちです。いまだ十分な解析はできていない状況もありますが、自分達自身で何回も実施することで解析能力が向上し、解析に要する時間も短縮することが可能となってきました。

　今後の課題としては、1回のカンファレンスでは2部署の報告が時間的に限度であり、ディスカッションの時間があまり取れないことです。今後は医療安全部門からの報告事項の時間をもっと短くし、部署からの報告に対して、十分なディスカッションができるようにしていこうと考えています。

　安全リンクナース会については、前述のように教育グループではメンバー自らが出演者となり、院内で発生したインシデント報告をもとに研修会ビデオを年2回作成し、上映しました。院内で発生した事例で当院を現場として撮影したため、非常にわかりやすい研修会となりました。

　指差し・声出しグループもそれぞれの活動目標にそって活動し、良好な結果を得ました。小児・新生児系主任で形成したBグループは、ミルク投与間違いをなくすべく活動しました。その結果を次ページ図3に示します。転倒・転落グループの作成したリスク判定と、実際に看護計画で実施した予防策の整合性を調査した結果を次ページ図4に示します。完全一致とはいえませんが、リスク判定と実際の予防策が一致していることがわかりました。これまでリスク判定をやることがペーパーワーク化し、実際の予防策との整合性がとれない事例がありました。しかしこの取り組みで、自分で考えながらアセスメントすることで適切な予防策を実施できるようになったと考えます。

　また、リンクナース会でグループワークを実施することで、多くの課題に取り組むことが可能になったことも成果としてあげられます。医療安全管理部門だけでは人的問題もあり、複数課題に対して同時に取り組むことは不可能です。それぞれのグループが真

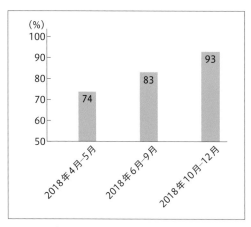

図3　母乳・ミルク投与準備時指差呼称遵守率

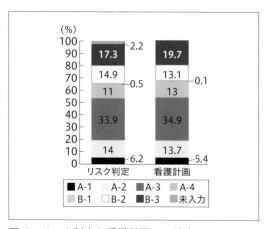

図4　リスク判定と看護計画の一致率
看護計画で立案した予防策がリスク判定表を用いたリスク判定と一致しているか。

剣に課題に取り組み、課題解決のための方策を病院の方針として決定することができました。非常に効率的な仕組みであると考えています。

　安全リンクナース会は、自分たちで活動目標を立てて活動しています。病棟主任をリンクナースにしたことで、管理者の目線とスタッフの目線で活動できたと考えられます。医療安全管理部門が行動計画などを立てると、現場の状況を無視した計画を立てることがあり、やらされ感が増幅します。指差し・声出しグループも、それぞれの環境にあった目標と活動内容になったことから今回のような良好な結果を出せたと考えられます。転倒・転落グループにおいても、リンクナースが現場スタッフのアセスメント能力を把握しており、スタッフが理解しやすく、アセスメントしやすいリスク判定方法を取り入れることができたと考えます。その結果、リスク判定と看護計画（転倒予防策）の高い一致率が可能になったと考えます。リスク判定と予防策が一致しても転倒を100％予防することは不可能です。しかし、アセスメント能力が向上し、適正な予防策を選択できたことは、転倒・転落についての考えかたが深まり、適切な患者看護につなぐことが可能になったと考えることができます。

　課題としては、主任という立場上、非常に忙しい業務を実施している中での活動であるため、業務上の負担をかけている点があります。部署管理者の理解とスタッフの協力がないと不可能な活動です。管理者とスタッフの理解と協力を得るための活動を医療安全管理部門が担う必要があります。2018年度までは看護師のみの活動でしたが、2019年度からは病棟部門以外の部署にも入って頂き、多職種を加えた安全リンク会として活動しております。

　これまで、医療安全文化醸成のための医療安全研修や教育介入などの重要性が報告されています[4,5]。しかし、現場スタッフが自ら考え、行動し、振り返る環境を整えることが重要であり、それを継続できるようなシステムを、医療安全管理部門が構築する必

要があると考えます。安全文化醸成のための研修や教育以外の仕掛けづくりも重要ではないでしょうか。

■■■引用・参考文献

1) 尾崎郁雄ほか．エラープルーフを活用した与薬事故低減に関する研究．医療マネジメント学会雑誌．4, 2003, 149.
2) 内田由紀ほか．エラープルーフ化による誤服薬防止 服薬アドヒアランス向上をめざして．日本精神科看護学術集会誌．56, 2013, 414-5.
3) 青木孝子ほか．第2回 ヒューマンエラーの視点で考えよう！ナーシング・トゥデイ．27, 2012, 94-6.
4) 竹村敏彦ほか．医療安全意識の変化に関する研究―国立大学病院における経年変化の比較―. 日本医療・病院管理学会誌．48, 2011, 57-66.
5) 細川克美ほか．新採用者の入職後1年間における医療安全文化に対する意識の推移．香川大学看護学雑誌．20, 2016, 15-25.

指差呼称の定着を目指して

社会医療法人雪の聖母会 聖マリア病院 医療の質管理本部
(1)医療安全管理者、(2)医療安全専従看護師
下川さえ子[(1)]、伊東貴美代[(2)]

取り組みの背景

指差呼称と医療安全

　安全、安心な医療サービスを提供するためには、さまざまな医療安全対策が実施されます。自施設では、安全文化の醸成を目的に、確認の精度を上げ、インシデント・アクシデントを防止するために2014年から指差呼称の定着へ向けて取り組んできました。しかし、約2,000人という大所帯に指差呼称を定着させるのは容易ではなく、医療安全部門として限界を感じていました。

　そこで、2017年、「指差し声出しプロジェクト」と称し、小集団に対象を絞って集中的に支援を行い、水平展開するという戦略で、自施設の指差呼称定着を目指して活動を開始しました。今回、プロジェクト初年度の取り組みの内容と成果について述べます。

「指差し声出しプロジェクト」に向けての取り組み

　当施設はこのプロジェクトに至るまでの3年間、全25部署へ指差呼称を指導してきました。その方法は、振り返りシートで毎日の指差し声出しの実施状況を自己評価するものでした。開始初年度から2年間は25部署の実践を1名の医療安全管理者が、開始3年目からは1名の医療安全管理者と1名の医療安全専従看護師の2名で支援していましたが、対象部署が多く、巡視さえも十分にできず、現場では振り返りシートが形骸化された状態でした。

　そこで今回、対象部署を大幅に縮小し、4部署をモデル部署として選定し、その取り組みが他部署のロールモデルとなるように水平展開することで、施設全体に指差呼称の定着を狙いました。

研修・実践内容

取り組みの準備（医療安全部門）

　「指差し声出しプロジェクト」の概要は、次の通りです。

▶▶ **対象部署の選定**

　対象部署の選定については、当初、医療安全部門では、インシデント数や内容、部署

の職場環境、管理者の個性などから、選出する方法を検討していました。しかし、前年度までの取り組みの結果から、指差呼称への取り組みは形骸化されており、医療安全部門主導の選出方法では、「やらされ感」につながり、主体的な実践につながらないことが懸念されました。

そこで、主体性を重視する目的で、全 25 部署にプロジェクト参加の募集をかけました。その結果、複数の部署からの応募がありました。応募した部署の中からロールモデルとして適切と考えられる 2 部署を選出しました。残り 2 部署は、医療安全部門がインシデントの傾向から参加することが望ましいと考えられる 2 部署を指名し選出しました。選出した 4 部署の所属長へ参加を提案しました。その結果、外来、腎泌尿器科・耳鼻科混合病棟、外科病棟、形成外科病棟の 4 部署がプロジェクトに参加することになりました。

▶▶ **動機づけ：全員参加のキックオフミーティング**

職員（＝施設全体）への指差呼称実施の動機づけは、プロジェクトの重要課題の 1 つです。パイロット部署のスタッフ（＝部署単位）全員に動機づけすることが、目的と目標を 1 つにし、各部署の活動を促進できると考えました。これまでの指差呼称の定着へ向けた活動では、動機づけから活動まで所属長に権限委譲しており、所属長の価値観が活動に大きく影響していました。そこで、今回は、所属長だけでなく職員全体とメンタルモデルを共有するために安全管理部門が動機づけを行うこととしました。

動機づけの方法は、参加部署の全スタッフ参加のキックオフミーティングとしました。対象人数は約 120 人。同内容で 4 回の開催を行い、全員が参加できるように配慮しました。参加率は 100％で、参加職種は看護師、介護士、医療事務員でした。

▶▶ **取り組みの評価指標の検討**

指差し声出しプロジェクトの評価指標は、①指差呼称の実施率、②確認を怠ったことによるインシデント数、としました。

▶▶ **モチベーション向上と維持のための工夫**

自施設では、年末に「医療安全大賞」を選出し、院長直々に医療安全に貢献した対象部署の活動をたたえ、表彰しています。指差し声出しプロジェクト初年度は、参加部署のモチベーション向上と維持の工夫の 1 つとして、指差し声出しプロジェクト参加部署の中から、最も成果がみられた部署を医療安全大賞として表彰することにしました。

指差し声出しキックオフミーティング

キックオフミーティングは、「指差し声出しプロジェクトの趣旨」「指差し声出しの実践方法」「目標設定について」「チームワーク」の 4 部構成にしました。

まず、指差し声出しプロジェクトの趣旨では、指差呼称の目的と効果、インシデントの背景について説明しました。院内で発生する上位 3 位を占めるインシデントの中で、転倒・転落やチューブ抜去などについては、患者側の要因が多く、発生防止が困難と考えられますが、薬剤関係のインシデントについては、まさに「確認を怠ったことによる

出来事（インシデント・アクシデント）」であり、医療従事者の確認行為の精度を上げることで防止ができることを力説しました（図1）。

　次に、指差し声出しの実践方法では、指差し声出しを実施することで、注意の方向づけが行われ、目、口、耳、筋肉を使うことで、大脳が活性化され、脳の覚醒を促し、確認の精度が上がること、指差呼称の動作で確認した記憶が残ること等を説明しました（図2）。

　目標設定では、これまでの全部署統一の方法ではなく、主体性に重きを置き、各部署が部署の特徴に合わせた目標と実践方法を設定できるよう、トヨタのカイゼンシートを活用しました（図3）。

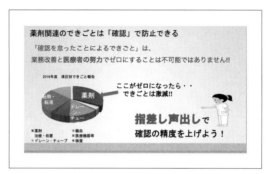

図1　医療従事者による確認の重要性

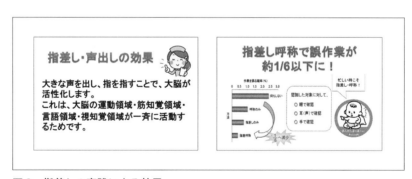

図2　指差しの実践による効果

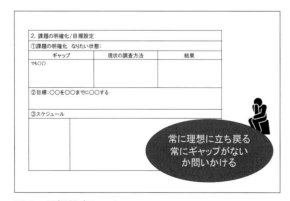

図3　目標設定シート

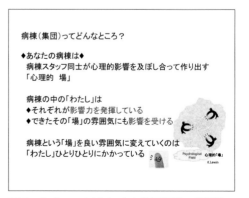

図4　セルフマネジメントと集団行動の重要性

最後に、チームワークについては、クルト・レヴィンの法則から職場環境が目標達成に効果的に働くことを説明し、職員一人ひとりが当事者意識をもってもらえるように、セルフマネジメントと集団行動の重要性を伝えました（図4）。

研修実施のポイント

各部署の取り組み

キックオフミーティングが終わった後、モデル部署は、①自部署を現状分析し、②自部署の課題を明確化し、③自部署の特徴に合った戦略を立て、実践しました。基本的には部署が戦略を立てる方法としましたが、活動のモニタリングと外発的動機づけを目的に、3カ月おきに医療安全部門と協働した指差呼称カンファレンスを実施するようにしました。指差呼称カンファレンスでは、その部署の特徴に合わせた実践にまつわる悩みがありました。

カンファレンスでは、各部署、目標達成に向けた視点で、改善への取り組みとその達成度に焦点があてられる傾向にありました。医療安全部門は、客観的かつ医療安全の視点で助言を行いました。また、実践の進捗は、今後の水平展開のために、毎月1回開催される医療安全カンファレンスで3カ月おきに報告してもらい、指差呼称定着への取り組みについて情報を発信し、全部署で共有を図っていきました。以下に2部署の取り組みを紹介します。

▶▶ 総合外来

外来は総勢80人の看護師、医療事務員が協働しながら働いています。1日平均600人以上の外来患者が来院し、受付、検査案内、診察、処置、投薬、会計案内など多数の確認場面があるのが特徴の部署です。また、常に診療に伴う待ち時間を気にして働かなければならず、焦りや多忙など、指差呼称を実践していくには厳しい条件がそろっている部署です。さらに、外来は1階から3階にかけて13ブロックに分かれて設置されており、所属長1人では各ブロックの活動の進捗を把握することは困難な状態がありました。そのため、13ブロックごとに推進委員を決め、10人以下の小集団で巡視をし合う活動を展開しました。巡視は監視の効果となり、指差呼称の実施率は開始時の0%から50～60%へ上昇しました。しかし、指差呼称定着への活動を継続していく中で、巡視活動だけでは活動がマンネリ化しやすく、形骸化の危機に陥りました。

マンネリ化した状態から職員の士気を高める方法として、1人の医療事務員が「指差し声出し体操」を考案し、提案しました。指差し声出し体操は、「指差呼称、指差呼称、当たり前にしよう！～」と歌いながら、指差呼称を実演する体操です。声を出し、身体を動かすことで、意識レベルの上昇を狙った、まさに指差呼称そのものといえる体操でした。毎朝、各ブロックで朝礼時に体操することで、士気を高めていました（次ページ図5）。最初は恥ずかしさ一杯といった感じでしたが、継続してラウンドしていくと、一人ひとりのスタッフが笑顔で体操する様子が見られるようになりました。

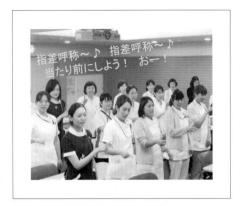

図5　指差し声出し体操の様子

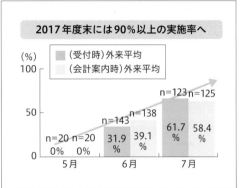

図6　外来の指差呼称実施率の変化

　医療安全部門と協働で行う指差呼称カンファレンスでは、推進委員から職員へ、各ブロックの、指差呼称実施率のフィードバックを行いました。ブロックごとにテーブルをつくり、「なぜ指差呼称ができないのか」というテーマでワールドカフェを行いました。

　結果的に、年間の取り組みを通して、指差呼称実施率は開始時の0％から年度末には約90％へ上昇しました（図6）。

　外来は4部署中、最も指差呼称定着へ向けた活動が活発でした。この取り組みが、外来でも医療安全部門でも「インシデント減少に大きく貢献できたのでは？」という大きな期待を抱いていました。しかし、指差呼称実施率は上昇しましたが、インシデント減少には至りませんでした。指差呼称の実施率が100％に近くなってもインシデントが減少しなかった要因は、確認場面の多さと業務の煩雑さが考えられました。今後、指差呼称確認の精度を上げていくということは大きな課題ですが、外来では、形骸化の壁に阻まれながらもスタッフ一丸となり「仕掛け＝改善策」を工夫することで、職員のモチベーションを保ちながら活動継続ができました。その結果、指差呼称実施率は上昇し、取り組みを継続することで成果につながることが評価され「医療安全大賞」を獲得しました。

▶▶ B病棟

　B病棟は、病床数40床、スタッフ数22名の腎泌尿器科・耳鼻科の混合病棟で、薬剤関係のインシデントの多い部署でした。B病棟では所属長が主になり、巡視活動で指差呼称の定着を狙いました。巡視方法は、「張り付き巡視」「陰から巡視」と、指差呼称実施率と職員の指差呼称実施状況に合わせて方法を変えて行われました。

　B病棟の活動の特徴は、患者目線を生かして職員の意識を向上させたことです。病棟の廊下に、当部署が指差呼称プロジェクトの参加部署であることをポスターで示し、入院案内で指差呼称定着への取り組み病棟であることを説明し、協力を呼びかけました。その結果、患者からは、指差呼称実践についてご意見をいただくことができ、職員へフィードバックすることで職員の意識向上を促進させました。医療安全活動に患者を巻き込み、患者参加型の医療安全活動にしたことで、配膳や与薬の際に患者さんからリストバンドを提示される姿が定着しました。

　また、3カ月ごとの医療安全部門との合同指差呼称カンファレンスでは、医療安全部門は参加せず、部署だけで行われました。部署の職員の特徴を熟知した所属長より「医療安全部門が参加することでネガティブな気持ちが吐露できないのでは？」ということを配慮した所属長の意見があり、現場主体の取り組みを重視し、医療安全部門の参加は差し控えました。その結果、職員は指差呼称へのネガティブな気持ちを素直に話せる場ができ、1人のネガティブな気持ちは、その他の職員それぞれが受け止めながら、カンファレンスでポジティブな気持ちへと導いていきました。指差し声出しプロジェクト開始8カ月後には、職員全体が指差呼称へ前向きな気持ちへと変化し、「実施しないと気持ち悪くなった」と指差呼称が浸透してきたと考えられる発言も聞かれるようになりました（図7）。

　その結果、B病棟の指差呼称実施率は年度末には約100％となり、課題であった薬剤関係のインシデントは年間44件から15件へ減少しました（図8）。

　年度の最終報告時には、指差呼称が定着したと判断し、指差呼称プロジェクトを卒業

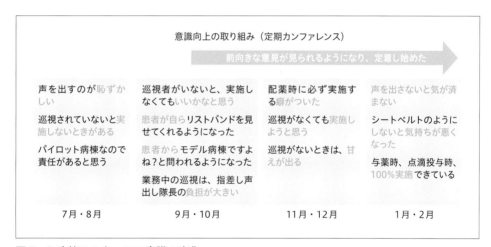

図 7　B 病棟のスタッフの意識の変化

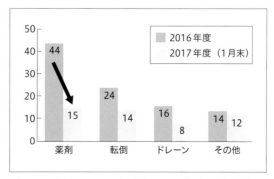

図 8　B 病棟の 2016 年度と 2017 年度の出来事
　　　（インシデント）発生件数

する、卒業宣言が行われました。

　その他の２つの参加部署も、それぞれの部署の特徴を生かし、部署独自の方法で活動を展開しました。

受講者の反応・成果、今後の課題

取り組みから得られたもの

▶▶ 指差呼称実施率

　４つの部署の指差呼称実施率は、開始時は０％からどの部署も年度末には90％以上となりました。

▶▶ インシデント件数の変化

　インシデントの件数は、４つの部署のうち２部署のみ減少しました。

▶▶ 医療安全活動への意識の変化

　指差し声出しプロジェクトは、例年の取り組みで指差呼称の実施が形骸化した中で始まりました。キックオフミーティングでの参加者の様子や初回の合同カンファレンスでのネガティブな意見などから、職員それぞれがこの活動を理解し、実践できるか不安なときもありました。しかし、活動を継続していくと職員の意識へ変容が認められ、最終的には、「指差呼称をしないと不安になる」「プロジェクトが終了しても実施します」など、指差呼称実施への前向きな意見が聞かれるようになりました。また、「プロジェクトに参加したことで病棟の結束力が増した」という、プロジェクト参加により部署のチームワークが上がったとの意見が多く聞かれ、指差し声出しプロジェクトの継続は、医療安全文化の醸成に１つの効果をもたらすと考えられました。

取り組みを振り返って

　指差し声出しプロジェクト開始前の指差呼称定着のための活動では、2,000人という職員を対象に1.2名の医療安全部門が指導を行うスタイルで、状況の把握や指導などが困難な状態で、成果に結びつくまでには至りませんでした。また、振り返りシートによる自己評価のみでは、客観的評価がなく形骸化しやすい状況にありました。今回、指差呼称定着のための活動が形骸化せず、部署が常にPDCAサイクルを回しながら活動できた要因の１つは、対象部署を縮小したことで医療安全部門と部署がより密に連携を取り合いながら実践できたことが考えられます。また、B部署のカンファレンスのように、活動の中で医療安全部門が所属長へ権限を委譲し、ファシリテーターに徹して係ることも状況によっては非常に重要であることも学びました。プロジェクトを先導する所属長に権限を委譲することで、自部署の特徴に合わせた活動内容になり、「やらされ感」ではなく、主体的な活動となったと考えられます。

　また、指差し声出しプロジェクトは、指差呼称の定着を目指して開始しましたが、カンファレンスでは指差呼称の定着だけでなく、インシデントの要因について分析、改善

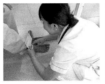
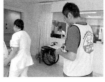

2018年度もプロジェクト進行中

指さし声出し実践しよう！

| 水平展開 | ： | 2018年パイロット部署（2部署）選出 |
| 前年度パイロット部署のフォロー | ： | フォローアップ報告 |

今年度のパイロット部署と前年度のパイロット部署との連携

St. Mary's Hospital

図 9　指差呼称のプロジェクトの活動継続中

策の検討を行う姿も見られました。どの部署も活動を継続する中で、単に指差呼称を実施するための活動ではなく、医療安全について考え、実行する姿に変わっていき、これこそ安全文化の醸成へつながる医療安全活動だと実感しました。

現在の取り組み

指差し声出しプロジェクトがスタートして、3 年が経過しました。毎年水平展開され、プロジェクト参加部署は 12 部署となりました。プロジェクトが終わることで各部署の活動が途切れてしまわないように、プロジェクト参加部署はフォローアップの報告の機会を設けました。このような継続活動を施設全体に発信するフォローアップの報告会は、所属長だけでなく、全職員のモチベーション維持に貢献しています。12 部署は現在も指差呼称の定着へ向けて活動継続中です（図 9）。

今後の課題

確認行為の精度を高める指差呼称の実施は、安全文化の醸成の第一歩といえます。しかし、私たちが働く医療現場は「確認」との闘いで、「確認」の重要性を職員へ浸透させることは、医療安全部門の大きな課題と考えます。確認行為の精度を上げる指差呼称定着への活動では、指差呼称の実施だけに留まらず、医療従事者としてのセーフティな気持ちを育むことへ大きく貢献することができると実感しました。

注射薬投与時の
「確認動作危険予知トレーニング」の効果

独立行政法人労働者健康安全機構　愛媛労災病院　（1）医療安全管理者、（2）看護部安全対策委員長

泉 敦子[1]、荒井惠子[2]

取り組みの背景

　注射行為は、投与方法や治療目的の特徴から直接死に至るような薬剤を取り扱うことも多く、いわゆるハイリスク薬などを定義した上で誤投与の防止策などを講じています。しかし、スタッフは多重課題の多い勤務のなかにあり、薬剤や患者名などをダブルチェックしているにもかかわらずミスはなくなりません。

　ミスが減らない原因をあらためて洗い出してみたところ、当病院で行った実態調査から、ダブルチェックとは何かという定義がはっきりしておらず、現場では「2人でチェックすれば（方法を問わず）ダブルチェックである」という認識があり、チェックの仕方がまちまちであることがわかりました。そこで、当病院でのダブルチェックを、田中の研究[1]で最も効果があったとされる「2人同時双方向型」と定め、さらに、注射薬の読み上げ順番、確認時期と確認内容、ダブルチェックが必要な薬剤などを決め、注射薬投与時「確認動作」の手順を作成することにしました。

　一方で、手順を作成しても遵守されなければ効果は得られないため、継続できる対策が必要と考えました。そこで、注射薬投与時「確認動作」の周知徹底を目的に、看護部安全対策委員会と協働して「確認動作危険予知トレーニング（以下、確認動作 KYT）」を実施しました。

研修・実践の内容

実態調査による現状把握

　全看護師対象に、2016 年 10 月、確認動作 KYT 研修前の実態調査を実施しました。**表 1** が実際に使用した調査用紙です。

　当病院は、急性期 174 床、地域包括ケア病床 38 床、合計病床数 212 床（2019 年より急性期病床を 13 床減床し、現在は 199 床）の地方の中規模病院で、診療科数は 20 診療科、一般入院基本料は「急性期一般入院料 1」です。

　図 1 の通り、実態調査では、「ダブルチェックの依頼ができる」は 85% でした。しかし同時双方向という点では、「スタッフ A が注射処方箋を読み、スタッフ B が薬剤・注

表 1　確認動作 KYT 研修前　実態調査用紙

この調査は現状での「指差し呼称」などの確認動作がどの程度できているかを自己評価で判断するものです。日頃の行動を自分自身で振り返って、実際にできているかどうかを正直に記入していただいてかまいません。
評価は「いつもできている：○」「できていないときがある又はできていない：×」の 2 択です。

部署（　　　　　病棟　・　ICU　・　OP　・　外来　）

	薬剤の準備について	チェック
1	ダブルチェックの依頼ができる	
2	A が注射処方箋を読み、B が薬剤、注射ラベルの確認をすることができる	
3	B が薬剤、注射ラベルを読み、A が注射処方箋の確認をすることができる	
4	患者名・日付・時間・投与方法・薬剤名・投与量（数量）を指差できている	
5	患者名・日付・時間・投与方法・薬剤名・投与量（数量）を呼称できている	

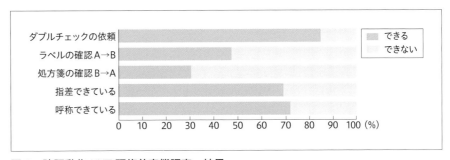

図 1　確認動作 KYT 研修前実態調査　結果

射ラベルの確認をすることができる」が 48%、「スタッフ B が薬剤・注射ラベルを読み、スタッフ A が注射処方箋の確認をすることができる」が 31% という結果でした。また、確認動作時の指差呼称の実施では、「5R を指差できている」は 69%、「5R を呼称できている」は 72% でした。

　ここから伺えるのは、ダブルチェックに対する認識が、単に 2 人で実施するという程度であること、そして、約 1/3 の看護師は指差呼称ができていないこともわかりました。

　この結果から、注射薬を投与する際の確認動作の問題点は、同時双方向でのダブルチェックができておらず、「ダブルチェックの方法が曖昧であること」と、指差呼称ができていないため、「チェックの精度が低いこと」であるがわかりました。そこで、この 2 つの問題点を中心に注射薬投与時確認動作の方法を見直し、確認動作 KYT 研修を通じて周知を図ることとしました。

確認動作 KYT 研修の具体的内容

▶▶ 注射薬投与時確認動作と定義

　確認動作 KYT 研修前の調査結果および田中による「ダブルチェックの方法とその選択」[1] の文献を参考に、当病院の注射薬の確認方法として、以下の確認方法を選択し

ました。

（1）1回チェック（図2）

定義

①医師の指示と薬剤などを突き合わせ指差呼称を行う。

②すべての確認動作の基本となる動作。

方法

①1人で、医師の指示と薬剤などを指差呼称しながら確認する。

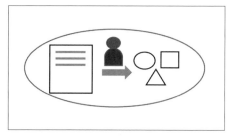

図2　1回チェック　　（文献1 p428 より抜粋）

（2）2回チェック（図3）

定義

①2回以上、医師の指示と薬剤などを突き合わせ指差呼称を行う。

②2回目は違う人が望ましいが、状況により同じ人が行ってもよい。

方法：2人連続型

①2人が連続して同じ方法で確認をする（※2回目の確認は5分以内に行う）。

②1人で2回実施しても可とする。注射薬はすべて2回チェックを実施する。

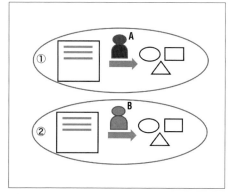

図3　2回チェック　　（文献1 p429 より抜粋）

（3）ダブルチェック（図4）

定義

①2名で同時に医師の指示と薬剤などを突き合わせ、指差呼称を行う。

②当院でのダブルチェックは、「2人同時双方向型」のチェックを指す。

方法：2人同時双方向型

①Aが注射処方箋を読み上げ、Bが薬剤、注射ラベルの内容を確認する。

②次に、Bが薬剤、注射ラベルの内容を読み上げ、Aが注射処方箋の確認をする。

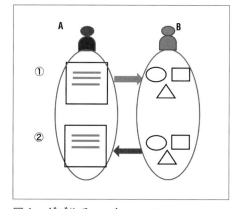

図4　ダブルチェック　　（文献1 p429 より抜粋）

③ハイリスク薬の準備時は、「2人同時双方向型」のダブルチェックを実施する。

▶▶ 指差呼称の定義

定義

確認すべきものを指で差し、書かれている文字を声に出して確認すること。

夜勤時は患者の安眠を確保するために、指差のみ行い、必ずしも呼称する必要はない。

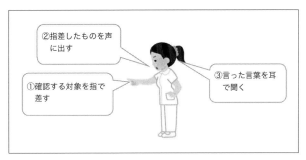

②指差したものを声に出す

①確認する対象を指で差す

③言った言葉を耳で聞く

図5　指差呼称

※指差呼称を実施していることが、ほかの人から見てもわかるようにすることが重要。

方法

確認する対象を利き手で指差し、読み上げながら確認をする（図5）。

▶▶ **読み上げ項目と順番の統一（確認動作）**

実態調査の結果から、確認項目は5R（現在は6R）に沿って行っていましたが、確認している順番にばらつきがみられ、すべての項目を毎回確認できているとは言い難い結果でした。確認動作を強化するにあたり、スタッフごとに読み上げの順番が異なると、照合する側に視線の追いにくさが生じるため、読み上げ項目と順番の統一（手順化）を図りました（次ページ 図6、7）。

▶▶ **ダブルチェックが必要な薬剤（ハイリスク薬と定義）**

すべての薬品において同時双方向でのダブルチェックを実施すると業務負荷が大きくなりすぎると判断し、ダブルチェックが必要な薬剤を薬剤部と検討し、p75 表2の通りとしました。また、薬剤部にダブルチェックを行う薬品リストを作成してもらい、各部署に配布するとともに注射箋を見ればダブルチェックを実施する薬品だとわかるように、注射箋のハイリスク薬にダブルチェックボックスを明示して発行できるようにしてもらいました（p75 図8）。チェックボックスにチェックを入れることで、ダブルチェックの実施の有無がわかります。

▶▶ **確認時期、確認内容と確認動作**

ハイリスク注射薬の確認から投与までの確認時期、内容、確認動作についても p75 表3のように定めました。

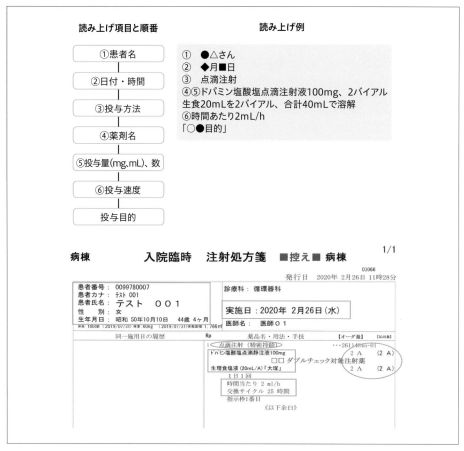

図 6　注射箋の読み上げ順番

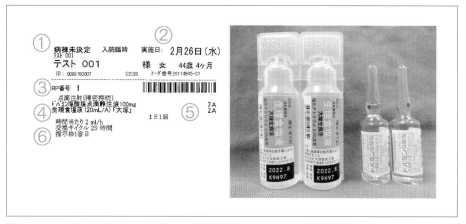

図 7　薬品の読み上げ順番（注射ラベルと薬剤）

表 2　ダブルチェックが必要な薬剤

薬剤の種類・効能	製剤の種類
心停止等に注意が必要な薬剤	（1）カリウム製剤　（2）抗不整脈薬　（3）強心剤
呼吸抑制に注意が必要な薬剤	（1）筋弛緩薬　（2）麻酔剤、催眠鎮静剤 （3）麻薬、非麻薬性鎮痛薬　（4）抗てんかん薬
投与量が単位の薬剤	（1）インスリン類　（2）ヘパリン類
貴重な薬剤	（1）血漿分画製剤　（2）その他
抗がん剤	すべて
血液製剤	すべて

※別に薬品リストあり（本稿では割愛）

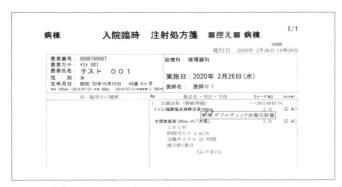

図 8　ダブルチェック対象薬の表示

表 3　ハイリスク注射薬の確認時期・確認内容・確認動作

確認時期	確認内容	確認動作
薬剤の準備時	医師の指示と薬剤が正しいかを確認する ＜確認する項目 6R ＞ ○患者名　○日付・時間　○投与方法　○薬剤名 ○投与量（mg、mL など）、投与速度、数量　○投与目的	W チェック
輸液ポンプ初期設定時	電源を入れたときに、チェックリストの項目に沿って確認する	2 回チェック
ポンプドア開閉時および回路交換時	チェックリストの項目に沿って確認する	2 回チェック
設定変更時	チェックリストの項目に沿って確認する	2 回チェック
勤務交代時	チェックリストの項目に沿って確認する	1 回チェック

研修実施のポイント

確認動作 KYT 研修の対象者・実施方法

▶▶ 対象者および、確認動作 KYT 実施時期

対象者：A 病院の看護師全員

注射薬確認動作 KYT の実施時期

①1 回目確認動作 KYT……2016 年 11 月

②2 回目確認動作 KYT……2017 年 2 月

③3 回目確認動作 KYT……2017 年 9 月

④年 2 回の確認動作 KYT……2018 年度、2019 年度は継続して実施

▶▶ 確認動作 KYT 研修の実施方法

　注射薬確認動作 KYT 研修実施にあたり、下記のように看護部安全対策委員会の協力を得ました。

　1）まず、リンクナースを育成するため、看護部安全対策委員会において、各部署から選出されている委員に確認方法の定義、指差呼称の方法、読み上げ項目と順番、ダブルチェックが必要な薬剤、確認の時期と内容について教育を行いました。

　2）次に看護部安全対策委員（リンクナース）が病棟でスタッフに教育を行いました。教育には、通常の資料のほかに、確認動作マニュアル（ポケット版）を作成し（p80 参考資料）、日常に実施する確認動作の際に見ることができるように工夫しました。

　3）その後各部署で、実際の伝票と注射薬を用いて確認動作 KYT を行いました。確認動作 KYT は、スタッフが 2 人一組で確認作業を実施し、看護部安全対策委員がチェック表（**表 4**）に沿って、手順どおりに実施できているかチェックしていきました。

表 4　確認動作 KYT チェック用紙

（　　　　）病棟　A 看護師氏名（　　　　　　）　B 看護師氏名（　　　　　　）C チェック者（　　　　　　） チェックの〇の数を記入してください					
		薬剤の準備について	A	B	合 計	病棟看護師数
1	A	ダブルチェックの依頼ができる			0	
2	A/B	A が注射処方箋を読み、B が薬剤、注射ラベルの確認をすることができる			0	
3	A/B	B が薬剤、注射ラベルを読み、A が注射処方箋の確認をすることができる			0	
4	A/B	患者名・日付・時間・投与方法・薬剤名・投与量（数量）を指差できている			0	
5	A/B	患者名・日付・時間・投与方法・薬剤名・投与量（数量）を呼称できている			0	
評価者コメント						

受講者の反応・成果、今後の課題

確認動作 KYT 実施後の結果比較

　2017 年 9 月に 3 回目の確認動作 KYT（以下、KYT）を実施後、1 ～ 3 回の KYT 結果を比較検討しました。

　「ダブルチェックの依頼ができる」は KYT 前は 85% でしたが、3 回目の KYT 後は 98% となりました。「A が注射処方箋を読み、B が薬剤・注射ラベルの確認をすることができる」は、KYT 前 48% が 3 回目の KYT 後には 99%、「B が薬剤・注射ラベルを読み、A が注射処方箋の確認をすることができる」は、KYT 前 31% が 3 回目の KYT 後 97% となりました。また確認動作時の指差呼称の実施では、「6R を指差できている」は、KYT 前 69% が 3 回目の KYT 後に 95%、「6R を呼称できている」は、KYT 前 72% が 3 回目の KYT 後 91% となりました（図 9、10）。

　KYT 実施前の 1 年間（2015 年 11 月 1 日～ 2016 年 10 月 31 日）と、KYT 実施後の 1 年間（2016 年 12 月 1 日～ 2017 年 11 月 30 日）の、注射薬に関するインシデント報告数の比較では、報告総数で KYT 前 99 件が KYT 後 65 件となりました。レベル 1 以上のインシデント発生数の比較では KYT 前 51 件が KYT 後 25 件と約半数に減少しました（*p ＜ 0.0.5）。レベル別に見てもすべてのレベルで減少がみられました。レベル 1 では KYT 前 45 件が KYT 後 22 件（*p ＜ 0.0.5）、レベル 2 では KYT 前 5 件が KYT 後 3 件、レベル 3a は KYT 後発生しませんでした（次ページ 図 11 ～ 13）。

　2018 年度、2019 年度も KYT を 2 回実施しましたが、2019 年度には前期・後期共に

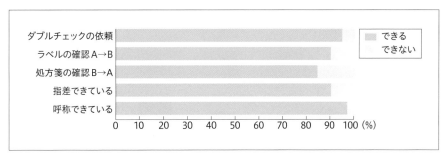

図 9　薬剤投与時の確認動作　2 回目 KYT 後（2017 年 2 月）

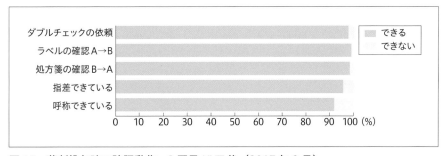

図 10　薬剤投与時の確認動作　3 回目 KYT 後（2017 年 9 月）

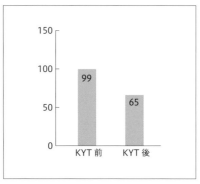

図11 注射薬に関するインシデント報告数

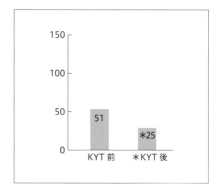

図12 注射薬に関するインシデント発生数 *p < 0.0.5

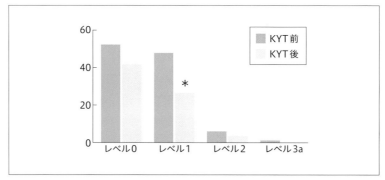

図13 注射薬に関するインシデント報告数（レベル別比較） *p < 0.0.5

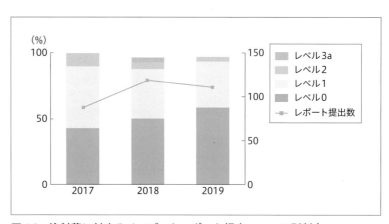

図14 注射薬に対するインデントレポート提出のレベル別割合

確認動作はすべての項目で「できる」が100％になりました。また、2017年度からの年2回定期的なKYTを実施し始めてからのレポートの推移ですが、提出されるレポート数自体は増加しているものの、内容的にはレベル0が増え、レベル1から3は減少しています（図14）。また、注射薬によるレベル3b以上のアクシデント報告はありません。

得られた成果と課題

　確認動作 KYT の実施により、薬品の準備段階で「ダブルチェックの依頼」が 2 回目で 97%、3 回目で 98% となりました。A から B、B から A への確認手順においても 3 回目でほとんどができるようになりました。これは現場での確認動作 KYT が有効であったことを示しています。また、ダブルチェックをする薬剤、時期、6R 確認の順番を決めたことで、曖昧であったダブルチェックが明確化され、これによりチェック漏れが減少できたと考えています。さらに田中の研究を参考に、ダブルチェックを最も効果があったとされる「2 人同時双方向型」[1] と定めたことが、チェックの精度を上げたと考えています。

　すべての薬剤でダブルチェックを行うのが理想ではありますが、同時双方向型のダブルチェックは、時間も人数も要することからすべての薬品での実施は難しいと思います。しかし、ダブルチェックする薬品を定めることで、今まで個人判断でしたり・しなかったりしていたダブルチェックの依頼が明確になり、業務効率という点でも効果があったと考えています。

　指差呼称の励行については、以前より医療安全対策委員会や、事例分析の場において呼びかけてきた対策の一つです。しかし確認動作 KYT 前の実態調査で明らかになったように、指差呼称ができていると回答したのは約 70% にとどまっており、習慣化できていませんでした。ついうっかりと指差呼称を行わなかった場面で見逃しが起こり、インシデントは発生するものです。

　確認動作 KYT を実施した結果、当初は「指差しできている」は 69% でしたが、2 回目で 90%、3 回目で 95% となりました。「呼称できている」は 72% だったものが、2 回目 95%、3 回目 91% と上昇しました。一連の手順として指差呼称が身についたことでチェックの精度が上がり、注射薬に関するインシデントの減少につながったと考えています。ただ、「呼称できている」は、2 回目 95% から 3 回目 91% と減少しています。このことからは、「ついうっかり」やわかっていても急いでいたり、焦っていたりする場面では実施できていないことがある現状がうかがえます。

　2017 年度に試行で実施し始めた確認動作 KYT ですが、上記のように一定の効果が明らかになったことから、2018 年度と 2019 年度は、年 2 回の確認動作 KYT 研修を継続してきました。現在は、確認動作 KYT 時のチェックから、実施方法を間違えている看護師はおらず、すべての看護師が正しい確認動作を理解していることがわかりました。

　「医療の安全」の向上には、一人ひとりの医療従事者が必要な能力や技術を身につけることが重要です。そのため、責任に応じて適切な教育を実施することが組織に求められます。また、一度はできても、それが日常化した時、わかっていても「しなかった」「できなかった」という場面にも遭遇します。ヒューマンエラーを減少させるには適切な時期に、継続的なトレーニングの機会をもつことが必要です。当病院はこの考えに立ち、看護部安全対策委員会と協働し、継続して看護師全員に年 2 回の注射薬確認動作 KYT を実施しています。継続的にトレーニングを実施することで、新人の技術向上や、

部署異動等で取り扱う薬品が慣れないものに変わった、逆に慣れから確認を怠っていた等の事例にも効果が期待できます。

　しかし、実施方法がわかっていても、さまざまな背後要因があり、同規格の薬品名や規格の確認を忘れた、薬品名は確認したけれど投与量を確認しなかった等の理由で、薬剤インシデントがゼロになることはありません。3年間の確認動作 KYT 研修の実施の結果、正しい確認動作が身につきました。今後はマンネリ化しないように、注射薬インシデントのさらなる減少への取り組みを継続していくことが課題です。

確認動作マニュアル（ポケット版）の一部を紹介します。

参考資料　確認動作マニュアル（ポケット版）

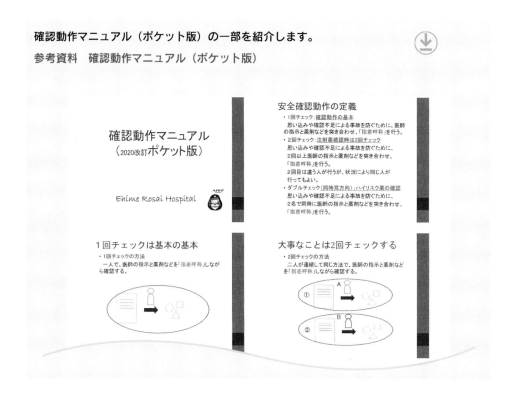

■■■引用参考文献
1) 田中健次. ダブルチェックの方法とその選択. 看護管理. 24 (5), 2014, 426-31.
2) 大島誠ほか. 注射薬ダブルチェックトレーニングの有効性とその活用. 看護管理. 24 (5), 2014, 432-9.
3) 山崎香織. 院内の医療安全文化としてダブルチェックを定着させるために. 看護管理. 24 (5), 2014, 440-4.
4) 石川雅彦. ダブルチェックの効果を高める実践的なシステム構築：事例分析からの提. 看護管理. 24 (5), 2014, 445-9.
5) 兵藤好美ほか. 医療安全に活かす KYT：危険 予知トレーニング. 東京都, メヂカルフレンド社, 2012, 208p.
6) 坂口信子. そのまま使える医療安全対策ツール. 愛知, 日総研, 2015, 72p.

看護師の考えや行動の変容を目指した取り組み
注射薬調製時の確認方法におけるシングルチェックの実践

京都大学医学部附属病院　(1)看護部、(2)医療安全管理部

飯田 恵(1)、福村宏美(1)、荒木尚美(1, 2)、山本 崇(2)、松村由美(2)

取り組みの背景

　当院では 2005 年以降、注射薬調製時の薬剤確認方法として、多くの病院で広く行われている 2 人で行うダブルチェックの方法を採用し、指示と薬剤の照合を行っていました。しかし、数多くの薬剤をすべて 2 人でダブルチェックすることは多くの人員と時間を要し、形骸化や依頼された看護師に中断業務が発生するという問題もありました。そこで当院における注射薬調製時の効果的な薬剤確認の方法と標準的な手順を確立すること、統一した手順を全部署で行えるよう伝達し評価することの 2 点を目指して取り組みました。実践例として、当院が 2016 年からこれまでに取り組んできた経過を報告します。

　まずシングルチェックに関する論文を検索したところ、国外では、ダブルチェックは新生児や乳児などのハイリスク患者とハイリスク薬剤に限って行い、成人患者や低リスクの薬剤管理では日常的にダブルチェックを行う利点が少ない[1, 2]というシングルチェックの有効性を報告した論文がありました。

　国内では注射薬調製時のシングルチェックの有効性を評価した文献は見られなかったことから、研究として当院内科 2 病棟を対象に薬剤部で鑑査後、払い出された薬剤に対してシングルチェックを導入し、その有効性を評価しました。この結果から、ハイリスク薬等の一部の薬剤を除いてダブルチェックからシングルチェックに変更し、前後で比較したところ安全性には差はなく、照合時間はシングルチェック導入後に半減しました[3]。研究結果をふまえ、シングルチェックを院内全体に拡大するか否かを医療安全管理部、看護部で検討し、全部署に拡大することに決定しました。

　しかし当院では、標準化されたダブルチェック手順が確立しており、10 年以上引き継がれてきたルールを変更し、シングルチェックを導入することに不安の意見も多く聞かれました。そこでシングルチェックの導入後の安全性の分析を行い、その評価を現場に返していくことで、看護師の考えや行動が変容して、シングルチェック導入に前向きに取り組めるようになることを目指しました。

研修・実践内容

　シングルチェックの全部署導入を目指して段階的に目標、計画を立案し、評価方法と評価基準を決め分析しました。プランの実行には分析が重要であり、その結果を段階ごとに看護部会議やリスクマネジャー会議等の機会を利用して、説明会を実施しました（図1）。

先行2病棟での効果を示す

　第1段階では、まず2病棟を対象にシングルチェックを導入した後に、導入部署を拡大するための説明会を行うことにしました。看護師長を対象にしたミーティングや会議、副看護師長を対象とした会議等を活用し取り組みの目的や方法を提案しました。そして説明会の中で意見交換の時間も設けるようにしました。シングルチェックはエラー対策を縮小することとも受け取れるため、抵抗感を示す部署もありました。そのため、シングルチェック導入は希望制とし、導入前には医療安全担当看護師が部署単位でスタッフ向けの説明会を行いました。

▶▶ 不安への対処

　研究で行った2病棟のシングルチェック導入開始時には、看護師からシングルチェックを開始することへの不安の意見が多く聞かれました。そこで導入する部署の拡大に際し、看護師の不安を軽減し、シングルチェックに対して前向きに取り組んでもらうことが重要だと考えました。不安の軽減を図るために次の3点を中心に説明することにしました。

　1点目はダブルチェックの問題点と国外文献をもとにしたシングルチェックの有効性に関するエビデンス、2点目はシングルチェックの手順とダブルチェックを継続する薬剤、3点目は2病棟で行ったシングルチェック導入の評価、この3点を、スライドを用いて説明しました。

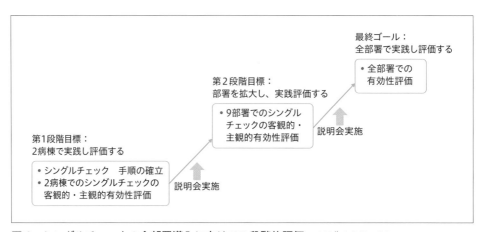

図1　シングルチェックの全部署導入に向けての段階的評価　文献 4) を参考に改変

▶▶ **可視化してわかりやすく伝える**

　看護業務の変更には少なからず抵抗はあるものですが、今回のようなエラー対策の縮小の場合は、看護師の抵抗感はさらに大きいものでした。そこで、臨床の看護師であれば、先に導入した病棟での結果に特に注目するのではないかと考えました。シングルチェック導入の評価として、すでに実践した2病棟でのシングルチェック導入の安全性、効率性等の評価を利点、欠点も含めて伝えることにしました。そして2病棟でシングルチェックを実践したデータ分析をした結果を要約し、図や表を使用し可視化して伝えるようにしました。説明会に使用した説明の一部を次に示します。

　まず安全性評価として、シングルチェック導入前のダブルチェック期間8カ月間と導入後のシングルチェック期間8カ月間の注射薬調製関連インシデント報告数やインシデントレベル、内容について比較したところ、インシデント数には差がないこと（**表1**）、そしてインシデントレベルやインシデント内容にも差がないことを伝えました。

　さらに効率性評価として、1薬剤あたりの注射薬照合時間についてダブルチェック期間とシングルチェック導入後2週目、導入後4週目で比較した図を示し、ダブルチェックに比べるとシングルチェックでは照合時間が半減することを説明しました（**図2**）。そしてダブルチェック期間では照合業務が8時台、12時台、20時台に集中していましたが、シングルチェック期間では集中の改善が見られたことを伝えました（次ページ **図3**）。

　最後に2病棟の看護師長を除く看護師60名に実施した質問紙調査の結果を伝えまし

表1　注射薬調製関連インシデント報告数　文献[3] より

期　間	注射薬調製関連インシデント報告数	薬剤数	1,000薬剤あたり注射薬調製関連インシデント報告数
ダブルチェック期間	9	94,828	0.09
シングルチェック期間	10	85,790	0.12

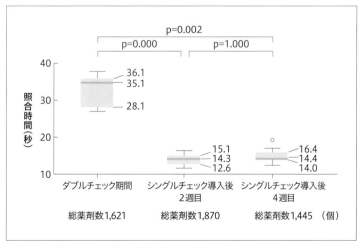

図2　1薬剤あたりの注射薬照合時間比較　文献[3] より

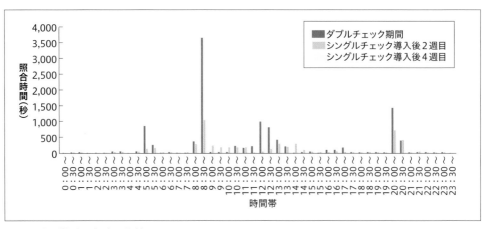

図3　時間帯別照合時間比較

た。シングルチェック導入後1カ月目の調査で看護師がダブルチェックとシングルチェックのどちらを肯定しているかというものです。

評価項目は安全性、効率性、適時性、専門職としての責任、知識向上、連携・協働、総合的有効性です。ダブルチェックの肯定評価が高かった項目は安全性、連携・協働であり、シングルチェックの肯定評価が高かったものは効率性、適時性、専門職としての責任、知識向上でした。多くの項目でシングルチェックはダブルチェックに比べて高評価を示しましたが、安全性に対してはシングルチェックが低評価となったことから、導入後1カ月の段階では、シングルチェックに対する不安をもつものが多いことを伝えました。

シングルチェックの手順とダブルチェックを継続する薬剤については、2病棟の看護師の意見をふまえ、どの部署でも同じ手順で実施できるようにA4用紙1枚にまとめ説明しました。

ラウンド・質問紙調査の結果をフィードバックし、看護部全体に拡げる

▶▶ ラウンドによる観察

第2段階では、2病棟での実施後、新たに外来部門やユニット病床など、9部署でシングルチェックを導入しました。先行研究と同様の方法で検証を行うこととし、導入前後の質問紙調査と注射薬調製関連のインシデントレポートを収集しました。また、客観的評価として医療安全ラウンドを行い、注射薬調製時確認の手順遵守状況を観察しました。

医療安全ラウンドは、医療安全管理部（医師、看護師、薬剤師）が、当院の定めたシングルチェックとダブルチェックの手順に基づいて観察しました。シングルチェックの手順遵守状況だけではなく、ダブルチェックの手順遵守状況やダブルチェックすべき注射薬がシングルチェックになっていないか等も観察しました（**図4**）。観察結果は3段階評価とし、全体像を可視化しました。その結果を部署ごとに報告書（**図5**）を作成し、フィードバックしました。報告書は、部署で閲覧しやすいようにポスター形式にしました。ラウンド結果だけではなく、その部署で発生した注射薬調製関連インシデントを警

2019年度　注射薬調製時医療安全ラウンド記録

日　時	2019年　　　月　　　日（　　　）　　　時　　　分～　　　時　　　分
部　署	階　その他（　　　　　　　）
メンバー （出席者○）	記録者（　　　　　　　）

当院におけるシングルチェック・ダブルチェックの手順を参考
に、以下の項目について対象看護師を観察し、その結果を3段階
で評価する。

評価	3	できている
	2	一部できていない
	1	できていない
	0	該当なし

※チェックと調製の間に作業の中断があり、ラウンドでチェック行為が観察できなかった場合は、「1：できていない」とする。

		観察項目	評価						
			A	B	C	D	E	F	G
シングル チェック	1	注射指示簿と薬剤・ラベルを準備しチェックを開始しているか							
	2	注射指示簿、ラベルを指差ししながら照合しているか							
	3	ラベルの薬剤名と準備された薬剤を指差ししながら照合しているか							
ダブル チェック	4	【注射指示簿の読み上げ】 注射指示簿を指差し呼称で読み上げているか							
	5	【ラベル・薬剤の確認】 読み上げられた指示簿の項目についてラベル・薬剤を指差ししながら確認しているか							
	6	カリウム製剤・インスリン製剤・調製時に計量を必要とする薬剤はシングルチェック後にダブルチェックをしているか							
	7	麻薬、筋弛緩薬、向精神薬等の施錠の必要な薬剤・病棟常備薬をダブルチェックしているか							
調製の タイミング	8	チェック直後に調製しているか							

MEMO：気になる点など

図4　医療安全ラウンド評価表

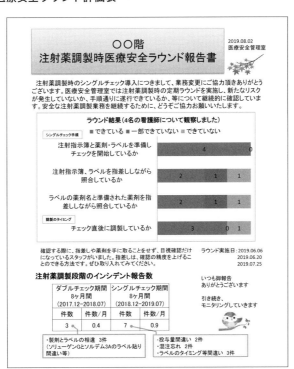

図5　医療安全ラウンド報告書の例

鐘事例として紹介し、医療安全管理部からのメッセージを記載しました。

　ラウンドの結果、シングルチェック・ダブルチェックを問わず、手順通りに実施できていないスタッフが一定数いることがわかりました。また、シングルチェックにしたことで注射薬の調製時間が分散していることや看護師個人により確認のスピードが違うことなどを知ることができました。

▶▶ **質問紙調査で不安の減少を確認**

　質問紙調査は、導入前と導入6カ月後に行いました。先行研究では、導入1カ月目の調査となったことから、シングルチェックに対する看護師の主観的評価が十分にできなかったこともあり、今回は、安全性への不安に着目して評価を行うこととしました。結果、シングルチェックを経験したことのない年代の看護師は、シングルチェックに対する安全性への不安がありましたが、6カ月間実践した後は不安が減少したことが示され、全体として安全性への不安は増強しなかったことがわかりました。

　これらの結果を看護師長、副看護師長を対象とした会議を活用し、フィードバックし、看護部全体の取り組みへと推進しました。その際、シングルチェックを導入していない部署にはヒアリングを行うことで、課題が明確となり、注射薬の払い出し方法や中止薬の管理等を薬剤部と検討していくことにつながりました。

▶▶ **マニュアル化し、院内全体での取り組みへ**

　また、ハイリスク薬は、本来、医師・看護師の職種を問わずダブルチェックが必要ですが、医師については個人の方法に任されていました。そこで、医療安全管理部が主導し、当院における注射薬調製時確認の取り決めを医療安全管理マニュアルに掲載し、医

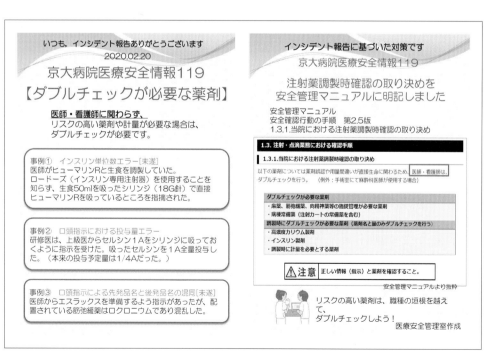

図6　医療安全情報

第 2 章　研修実践例

療安全情報（図6）で全職員に周知することで、最終ゴールである院内全体の取り組みとして発展することができました。

研修実施のポイント

　注射薬調製時の薬剤確認にシングルチェックを導入することはエラー対策を縮小することになり、また、国内でもダブルチェックが推奨されていたこともあり、導入前には多くの不安の声や反対する意見もありました。

　しかし、国外のエビデンスや当院での2部署で実施した研究結果から、医療安全管理部と看護部で検討し決定したことについて、一貫した対応で説明会を行いました。そして看護部の会議を活用し、管理者である看護師長や副看護師長の意見を募る場も設けました。また、部署を拡大する中で、シングルチェックを導入した部署の薬剤調製に関するインシデントの結果や安全性への不安に関する評価を共有したことで、漠然とした不安から「できるかも！　やってみよう！」の変化につながったのではないかと考えます。

　PDCAサイクルからPDSAサイクルへといわれるように、CheckだけではなくStudy（チェックの段階からさらに深く研究するように評価する）が必要であるとされています[5]。今回、注射薬調製時のシングルチェック導入という新しい取り組みについてPDSA（Plan-Do-Study-Act）サイクルを意識して段階的に評価し、説明会を実施することで最終ゴールに発展することができたと考えます。

受講者の反応・成果、今後の課題

　シングルチェックにより、一人ひとりが責任のある確認を実践することで、ハイリスク薬におけるダブルチェックの精度が上がることを期待しますが、慣れによるチェックの形骸化が課題です。引き続き、インシデントレポートの分析や院内ラウンドのモニタリングを継続し、評価を部署に返していく必要があると考えます。そしてシングルチェックを導入したことによる看護師の思いだけでなく、今後は安全に薬剤が投与されているか、時間通りに薬剤の投与ができているか等、患者の意見も調査していく必要があると考えています。

■■■引用・参考文献

1) Lapkin S et al. The effectiveness of interventions designed to reduce medication administration errors: a synthesis of findings from systematic reviews. Journal of Nursing Management. 24, 2016, 845-858
2) ISMP. Independent Double Checks: Undervalued and Misused: Selective Use of This Strategy Can Play an Important Role in Medication Safety. 2013, < https://www.ismp.org/resources/independent-double-checks-undervalued-and-misused-selective-use-strategy-can-play > [accessed on 15 March.2020]
3) 飯田 恵ほか. 注射薬ミキシング時の確認方法に対する客観的評価―シングルチェック導入前後の安全性と所要時間比較―. 日本医療マネジメント学会雑誌. 第20巻（第3号）,2019, 119-25
4) 牛越博文. 看護師のためのドラッカー入門：最高の成果を生み出すマネジメント. 東京, 日本医療企画, 2018, 81. 看護師のしごととくらしを豊かにする, 3.
5) 竹之内沙弥香. "ケアの質保証の事例検討". 医療安全学. 松村由美編. 大阪市, メディカルレビュー社, 2018, 159.

87

転倒・転落防止活動の実際

トヨタ記念病院

里吉浩子

取り組みの背景

　超高齢社会の現代において、転倒・転落は病院や施設だけでなく社会全体が抱える大きな問題です。当院でも積極的に未然防止活動に取り組んでいますが、転倒・転落事象は増加傾向にあります。病棟では、患者の病態変化や行動変容に合わせて、手を変え品を変え、試行錯誤する日々です。

　これまで院内で発生した転倒・転落事象において、入院時の限られた情報から患者像を描くことで、転倒・転落に至る行動が予測されなかったために防ぎきれなかった事象が数多く発生しました。また、転倒・転落は患者の行動によって発生することから、医療従事者が防止することが困難なイメージを描き、半ば諦めているように感じられることもありました。しかし、入院前の生活や価値観をもとに患者の行動が形成されるため、まったく予測できないものではありません。特に排泄などの生理的なニーズにおける行動は、入院前の生活習慣や環境についての情報を得ることで、患者の行動を予測しやすくなります。

　そこで、入院時のアセスメントから転倒・転落防止対策を検討するまでの過程がなかなか確立されないことに注目し、なぜ患者の生活における情報が必要なのか、患者をどのような視点で観察、予測すべきかを理解することを目的としました。

　しかし、すべての転倒・転落を防ぐことは極めて難しいことです。「転倒・転落しない」ことを目標にしながらも、達成すべきは「転倒・転落してもケガをさせない」ことであるという考えかたで患者と向き合うことも伝えるべく、日々のケアに役立つヒントとなればと、医療安全研修会を開催しました。

研修・実践内容：医療安全研修会〜多職種で取り組む転倒防止

参加対象：院内職員（職種を問わない）

参加者：看護師、助産師、薬剤師、臨床検査技師、臨床放射線技師、リハビリ技士、事務職員

開催告知方法：1年間の研修会予定を4月に院内イントラネットに公開

院内イントラネットにて開催1カ月前より告示

院内 5 カ所に研修会案内ポスターを掲示

開催方法：病院稼働日 18：00 ～ 19：00（質疑応答を含む）、パワーポイントを用いて
　　　　　講義を実施

開催後の資料展開：電子カルテ内に研修資料を格納、24 時間全部署で閲覧可能

プログラム：多職種で取り組む転倒・転落防止～転倒・転落の捉えかた

- 転倒・転落はなぜ起きる？
- 当院の現状
- 転倒・転落が及ぼす影響
- 転倒・転落…どう防ぐ？

　　　　　POINT 1　　入院時は仮の姿

　　　　　POINT 2　　アセスメントシート

　　　　　POINT 3　　多職種連携

　　　　　POINT 4　　転んでもケガなし

　以下に、プログラムに沿った、研修会での資料と研修内容について概要の一部をご紹介します。

① 転倒・転落の捉えかた

▶▶ 転倒・転落はなぜ起きる？

　通常医療事故は、医療従事者が患者に医療を提供するときに起こることが多く、「プロセス型」といわれています。しかし、転倒・転落は患者の行動がきっかけとなって起こる結果であり、「非プロセス型」とされています。よって他の医療事故とは異なり、医療従事者の行動プロセスを改善するだけでは防止することができません。患者の行動に着目することが、重要なポイントです（図1）。

▶▶ 当院の現状

　まずは当院の現状から職員に把握してもらうことを導入部分に位置づけました。具体的には、当院で発生した転倒・転落件数・率の推移を可視化することで、ポイントを明

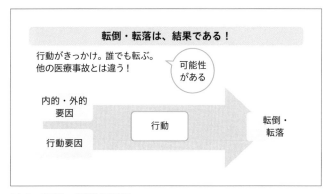

図1　転倒・転落の原因

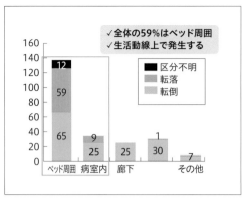
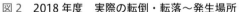

図2　2018年度　実際の転倒・転落〜発生場所

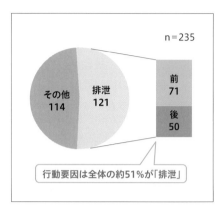

図3　実際の転倒・転落〜排泄関連

確にするよう工夫しました。そして、転倒・転落の比率および身体損傷を伴う事象の推移、発生場所、発生時間、事象発生時の行動目的などを分析結果も踏まえて提示しました（図2、3）。過去の事例から傾向を共有することで、患者の行動目的や療養環境に着目すべきであることや、生活の場である療養環境調整が転倒・転落防止に欠かせない対策であることが明らかになりました。

▶▶転倒・転落が及ぼす影響

　厚生労働省が全国の死亡者について、さまざまな分類をして公表しています。注目すべきは、転倒・転落が死亡要因になるということです。悪性新生物、心疾患、脳血管疾患につづき、「不慮の事故」が6位に入っており、転倒・転落は不慮の事故に含まれます。

　転倒・転落に関連した死因は、不慮の事故全体の約20％で、その内訳のほとんどが高齢者によるものです。

　死亡要因になる可能性があるからこそ、入院患者に対してもできる限りの防止対策が必要だと考えます。

▶▶転倒・転落…どう防ぐ？

　冒頭でお伝えしたように、「入院時の患者状態」をもとに転倒・転落リスクをアセスメントする傾向があります。「入院時の患者状態」をもとにした対策は的が外れてしまうことがあり、大変危険です。そのため、入院前の患者情報を把握する必要性、アセスメントシートの活用、多職種が関与する有用性、目標のシフトなど、おさえたいポイントを4つに絞って、順序立てて伝えました。

POINT 1　入院時は仮の姿（図4）

　高齢者は、もともと転倒しやすい日常にありますが、何らかの理由で受診し、入院が必要になることが多々あります。突然、日常とかけ離れた生活が始まるのです。

　入院時は、身体的苦痛が著明なため、倦怠感が強く、日頃活動的な方でさえ、ほとんどの時間を臥床して過ごされます。よって入院時の患者は、本来の姿とは異なるといえます。補液などの治療が講じて、体力が回復し、苦痛が緩和されることによって、その人らしさが現れるのです。入院前と同様の行動に戻る、「行動の変化」が現れます。日

常と変わらずに動けるかどうかは別として、患者にとっては「習慣」「いつも通り」のことです。

よって、入院時には必ず、入院前の日常生活について情報収集が必須です。転倒歴、既往歴、視力障害、聴力障害、使用薬剤、生活動作、夜間の排泄など、さまざまな情報から、患者のリスクを把握します。日常生活で転倒した人は再び転ぶこと、転倒して骨折した人は再び骨折することは、データとしても明らかです。

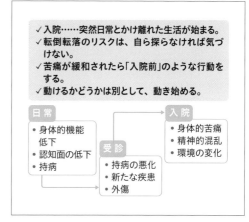

図 4　POINT1　入院時は仮の姿

POINT 2　アセスメントシート（図5、6）

「リスクレベルⅢよりⅡの人のほうが転ぶよね」「レベルって何なの?!」「ⅡとⅢの違いって何?」という声をよく耳にします。リスクレベルの高さは、単純に転びやすさを示すものではありません。リスクレベルが高いということ

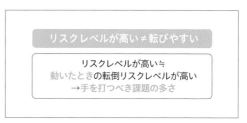

図 5　POINT2　リスクレベルが示すこと

は、動いたときの転倒リスクの高さです。これは手を打つべき課題の多さを意味します。

入院時の患者の姿とは異なり、入院前と同様の行動をする行動変化に備え、当てはまる項目に対策を講じる必要があるといえます。例えば、筋力低下、ふらつきがある患者

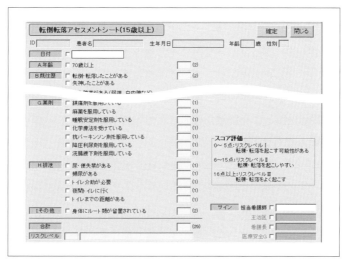

図 6　転倒・転落アセスメント　※データ
日本看護協会編. 2002 年版看護白書. 転倒・転落アセスメントスコアシートを参考に院内で電子カルテとして使用している

が入院しているとします。物忘れがあり、判断力も乏しい……、そんな患者が「トイレに行きたい」と思ったとき、「どのような行動をとるか？」を入院前の情報をもとに予測し、どのような療養環境にしたら"安全に行動できるか"という視点で対策を検討します。入院前の生活で、たとえ転ぶことがあっても、介助を受けずに歩いていたのであれば、おそらく看護師を呼ぶことなく1人でトイレに向かうでしょう。常日頃の習慣ですから、「誰かの手を借りなければ危険だ」という考えには及ばないでしょう。

患者のニーズや行動を抑止するのではなく、患者が起きる・座る・移動するなど行動することを前提に、私たちに何ができるのかを考えます。その際、アセスメントシートのリスク評価をもとに、「療養環境の工夫と生活動線上の4S（整理・整頓・清掃・清潔）に励む！」これが基本です。それに加え、声をかけるタイミングや行動の早期察知による行動支援につなげたいものです。

POINT 3　多職種連携（図7）

病院スタッフは、多様な専門職の集合体です。

ベッドサイドでケアをする機会が最も多いのは看護師ですが、外来からの関わりや、入院中の病状や治療、その後の経過など、患者や家族の情報に詳しいのは医師です。また、身体機能や生活動作などは、主に理学療法士が日々の変化も含め、詳細な情報を把握しています。治療に欠かせない薬剤については、副作用も含め、薬剤師の知識が頼りです。

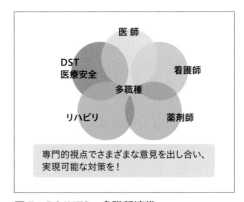

図7　POINT3　多職種連携

対象が高齢者であれば、認知症のプロフェッショナル集団であるDST（認知症サポートチーム）も、患者の視点やアプローチ方法など、さまざまな情報を生かしたケアを提案します。事故防止の観点から医療安全管理グループが介入することもあります。

このようにたくさんの情報をもとに、多職種の専門性を生かして、患者にとって実現可能な対策を考えることが大切です。継続して対策を実践するために、次の勤務帯のスタッフに情報が伝わるよう記録に残すことも不可欠です。

POINT 4　転んでもケガなし

「転倒・転落をさせない」ということを目標にケアを考えると、行動を抑止する対策になりがちです。そこで、「転倒・転落してもケガをさせない」と目標をシフトする考えかたも必要と考えます。

安全に動いていただくことを前提に、生活行動を安全に行える対策を検討します。そこで最も大切なのは、患者本人と家族です。現状や対策について患者・家族とスタッフが同じように把握し、共に同じ目標に向かって転倒・転落対策に協力していただくことが、目標達成の鍵といえます。

　しかし、一生懸命手を尽くしても、完全になくせないのが転倒・転落です。そんな状況も共有しながら、諦めずに多職種協働で最善を尽くしましょう。

研修実施のポイント

　日常業務としてベッドサイドで患者を観察しながら、転倒・転落リスクの評価、対策を実施するのは看護師です。しかし、目指すべきは患者に関わる多職種スタッフが協力し、チームで取り組むことです。そのため看護師の目線だけでなく、病院スタッフそれぞれが、転倒・転落リスクを抱えた患者の状況を「自分のこと」として捉えられるよう、臨床場面へ掘り下げた内容としました。
　また、スタッフ個々の主観ではなく、対策を「標準化」し、チームで対策を行う必要性をアピールしました。

受講者の反応・成果、今後の課題

　研修後の参加者アンケートでは、次のような声が聞かれました。
- 転倒・転落の現状を理解できたか……理解できた84%
- 転倒・転落アセスメントシートの活用方法を理解できたか……理解できた76%
- 転倒・転落防止を多職種で取り組む必要性について理解できたか……理解できた92%
- 転倒・転落防止対策について、知りたいこと……環境調整のポイント、離床センサーの選択方法、患者の行動予測、家族対応、抑制に関すること

　今後も高齢入院患者の増加が見込まれます。患者自身がその人らしく安全安楽な入院生活を送ることができるよう、病院スタッフがそれぞれの専門知識と経験を生かし、患者・家族を中心とした多職種協働で転倒・転落防止活動に取り組んでまいります（**写真**）。

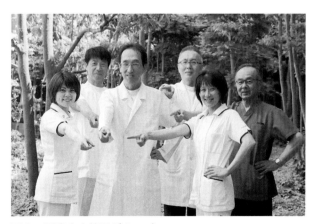

写真　医療安全管理グループ

転倒防止ポスターによる啓発活動：自己への過信が命取り～院内全員で取り組む患者・家族へのアプローチ

　入院時のオリエンテーションにおいて、踵（かかと）のある履物への協力依頼を続けていますが、スリッパや樹脂製サンダルを使用する患者が後を絶ちません。当院で発生した過去の事象を振り返ると、踵のない履物を履いていたために、脱げる・滑る・つまずくなどから、自立して歩行できる患者が転倒しています。骨折に至るケースもみられます。

　2018年度より、当院では日本医療機能評価機構 認定病院患者安全推進協議会（以下PSP）の転倒予防標語募集の時期に合わせ、院内で転倒防止標語募集イベントを開始しました。電子カルテ媒体を通じて院内職員からの標語を募集し、応募作品の中から優秀作品を選出しました。そしてPSPへ応募するとともに、転倒防止ポスターを作成し、患者・家族への転倒や安全な履物への意識向上を目的として、外来、病棟、検査室などへ約300枚のポスターを掲示しました。「自己への過信傾向がある患者」への注意喚起として、転倒防止標語に当院の現状をメッセージとして加えました。歩行者の目線に合わせて掲示場所を選んだことも工夫した点の1つです。2019年度も、PSPへの応募とともに院内掲示ポスターのリニューアルに取り組みました（図1）。

図1　リニューアルした院内掲示ポスター

　小さな啓発活動が転倒防止の患者教育となり、少しずつ患者自身の課題として認識されつつあります。入院患者の履物調査では、2年前と比較すると16％低減しました（図2）。また、ポスターを目にした家族が患者へ注意喚起する姿を見かけることも増えてきました。

　今後も、病院スタッフと患者・家族との協働で安全文化を構築していきたいものです。

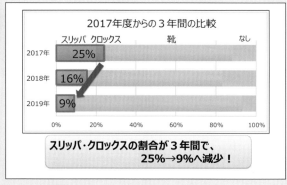

図2　履物調査

離床センサーの選択基準の作成とミニレクチャー：経験値にとらわれない〜誰でもわかる・できる離床センサー活用方法

　患者に装着したセンサーが作動して、看護師が駆けつけます。その際、「起きたら駄目ですよ」「ベッドで寝ていてください」「危ないから1人で動かないでください」など、患者の行動を抑止する言葉をかけていませんか。また、大きな物音がして駆けつけると、すでに患者が倒れている場面に遭遇することはありませんか。他にも装着したはずのセンサーが外れていたり、電源が入っていなかったなど、さまざまなトラブルが起きます。

　当院では離床センサーに関する情報は取扱説明書のみで、センサーの選択方法や使用方法などの教育は行われておらず、医療安全研修会の研修後のアンケートにも離床センサーの選択方法を知りたいとあげられていました。過去事象を振り返ると、センサー使用方法を誤った事例や作動のタイミングを誤り、行動の早期察知に至らなかったケースもあり、スタッフが活用できるマニュアルの必要性を感じました。

　そこで、経験や知識のないスタッフでも、患者に適した離床センサーを選択できるように、離床センサー選択ガイドを作成しました（図1）。詳細を明記したマニュアルは、実用的でないため、業務中に速やかに用いることができ、「目の前の患者の行動察知にふさわしいものはどれか」を即座に判断できることを最優先にしました。

　各病棟へ配布するだけでなく、離床センサーを管理する ME センターにも設置し、借用時にも参考にできるようにしました。

　特に、誤った使用方法や望んだ効果を得られない声が多かったベッドコール（背部センサー）に関して、センサー要因のある事象が発生した病棟を主とし、出張オリエンテーションを始めました。

離床センサー選択ガイド　　断線防止へのご協力、お願いいたします！

種類	対象患者	設置場所	タイミング	利点	注意点
クリップセンサー　うーごくん	行動予測不可能　起き上がりを察知したい　車椅子乗車時の立ち上がりを察知したい	ベッドのヘッドレスト・衣服（襟もと、肩）	チップが抜けたとき	患者の視界に入らない　紐の長さ調節で作動するタイミングを調節できる	患者からクリップが外れると作動しないため注意
ベッドコール	臥床〜立位可能　起き上がりを察知したい	マットレスの上、臥位時に肩甲骨あたりに触れる場所　※ラバーシーツまたはバスタオルで包んだシーツの上に設置するのがオススメ	上体を起こしたとき	患者への装着が不要	骨突出、るい痩→臥床時疼痛　円背で接触面が少なく、感知が鈍くなることがあるため、設置場所に注意　起き上がりが多い→頻コール
ベッドコール＋コールマット	臥床〜立位可能　起き上がりを察知したい　立位も察知したい（2段階）	マットレスの上、ベッド周囲の床（離床位置）　※ラバーシーツまたはバスタオルで包んだシーツの上に設置するのがオススメ	上体を起こしたとき　マットを踏んだとき	患者への装着が不要　2段階で感知可能　コードレスマット	骨突出、るい痩→臥床時疼痛　円背で接触面が少なく、感知が鈍くなることがあるため、設置場所に注意　起き上がりが多い→頻コール
あんしんプレートセンサー	立位可能　立ち上がる前に察知したい	マットレスの下、床の離床位置	プレートに荷重がかかったとき	2か所の設置可能　設置方法が簡単　設置場所変更が簡単　患者への装着不要	患者の動線上に設置しなければ感知しない→設置場所に注意
マットセンサー　まったくん	立位〜歩行可能　離棟・歩き回りの察知	ベッド周囲の床（離床位置）	マットを踏んだとき	患者への装着不要　設置場所の変更が簡単	端坐位や移動が多い患者は頻コール傾向　コードでの引っ掛かり転倒に注意

図 1　離床センサー選択ガイド①

使用方法や使用上の注意点などをパワーポイントにまとめ、説明時間5分と質疑応答などを含め10分程度で完結するようにしました（図2、3）。これは多忙な業務の負担にならないための配慮と何度でも見返せるパワーポイント資料を部署で保管することとし、所属のトライアングルの会（医療事故防止委員会）メンバーを中心に展開していただきました。部署内での展開が、委員会メンバー自身の知識向上にもつながると考えています。

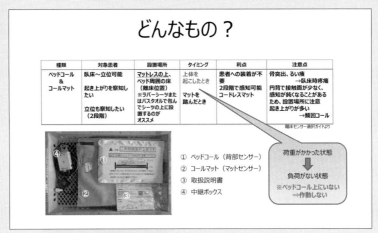

図2　離床センサー選択ガイド②：どんなもの？

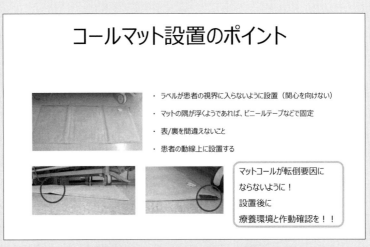

図3　離床センサー選択ガイド③：コールマット設置のポイント

MRI チェックリストの運用と磁場体験型研修を通じて
職員の安全意識の向上を目指して

独立行政法人地域医療機能推進機構 中京病院 (1)医療安全管理室、(2)放射線部

池田 公(1)、中野 妙(1)、野々垣 喜徳(2)

▌取り組みの背景

　MRI 検査は、強力な磁場を用いて組織内の細胞を構成する原子の磁場を一定の方向に向かせ、それが本来の向きに戻るときの反応を調べる検査です。MRI の巨大な筒の内部には、コイルが幾重にも巻かれ、液体ヘリウムで冷やされ、コイル内を微弱な電流が流れています。磁場強度はテスラー（T）で表わされ、MRI 機器は 0.5T、1.5T、3.0Tなどのものが使用されています。数字が大きなほうが磁場は強いのですが、当然のことながら、磁場は放射線と同様に目に見えず、また感じることもできません。このために強い磁場がそこにあることを知ることはできず、これが事故の根本の原因になっていると想像されます。

　MRI 検査は脳梗塞の超急性期でも変化を捉えることができ、救急医療の現場でも必須の画像検査機器になっています。このために、時間外には MRI の経験の少ない放射線技師が検査を行うことがあります。磁性体持ち込みは大きな事故につながる可能性があり、これを防止するためのチェックリストは用意されているものの、時間外検査などでは、時にこれをすり抜ける小事故が生じていました。

　当院では大きなものとして、比較的短期間の間に連続して点滴棒、酸素ボンベによる吸着事故を経験しました。非常に幸いなことに 2 回ともに人的な被害は起こらなかったのですが、酸素ボンベはもちろんのこと、MRI の前面に張り付いた点滴棒ですら人力では引き離すことが不可能で、メーカーに依頼し磁場を 4 日間にわたり停止し修復しました。この間は検査することができず、また数百万円の修理費を要しました。2 つの事故後、チェックリストの正しい理解を目的とした研修を開始しました。

　磁性体の金属持ち込みによる事故を防ぐ目的で、最近は多くの病院で、患者を MRI室専用のストレッチャー（アルミなどの非磁性体製）に乗せ替えています。これにより、磁性体吸着の事故はかなり減少しましたが、今度は乗せ替えによる危険が生じてきます。当院では酸素ボンベ吸着事故後、MRI 前室にて患者をアルミ製のストレッチャーに乗せ替えることにしました。その後、放射線技師 2 名で病棟用のストレッチャーからMRI 室用のストレッチャーに移乗させるときに、転落事故を生じさせてしまいました。

事故から学んだこととして、マニュアル（患者誤認防止、吸着防止、安全移乗）の整備を図り、さらにストレッチャーも安心して使用できるように保守点検業務も制度化しました。これらの改善策を周知・実行してもらう目的で、放射線部が中心となって磁場体験を含む研修を計画しました[1]（**図1**）。「百聞は一見にしかず」という発想です。

研修・実践の内容

研修の具体的目標と実施方法

　下記3点を研修の目標として設定しました。

①チェックリスト（MRI検査の禁忌項目、要注意項目、医療機器、身の回り品の4項目—病棟看護師作成）について正しく理解する。

②正しい入室方法を学ぶ（タイムアウト実技）。

③実際に磁場体験し、目に見えない磁力を体験する。

　実際の研修は、会議室ではなくてMRI前室で行います。研修の目的をよく理解してもらうために、まずノートパソコンを用いて7枚のスライドからなるパワーポイントを用いて研修の概略を説明します。このときのコツとしては、飽きないように短時間で、しかも座らせないで行うことにあります（**写真1、図2**）。

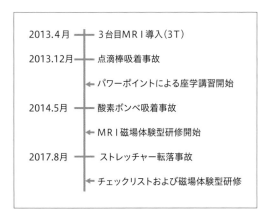

図1　MRI研修会プログラム

```
2013.4月 ─── 3台目MRI導入(3T)
2013.12月 ─── 点滴棒吸着事故
         ◀── パワーポイントによる座学講習開始
2014.5月 ─── 酸素ボンベ吸着事故
         ◀── MRI磁場体験型研修開始
2017.8月 ─── ストレッチャー転落事故
         ◀── チェックリストおよび磁場体験型研修
```

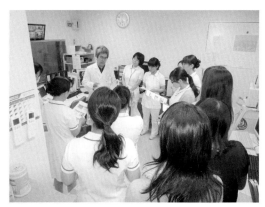

写真1　研修の様子

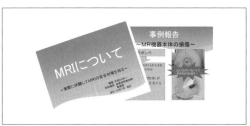

図2　MRI研修会プレゼンスライド（一部）

MRI検査チェックリスト

病棟		科		平成		年		月		日

ID　　　　　　　　　　　　　患者氏名（　　　　　　　　）

【看護師　放射線技師】

	病棟	MR室	
医療機器	なし □	なし □	酸素ボンベ
	なし □	なし □	心電図モニターのケーブル,電極
	なし □	なし □	温度センサー付き尿道カテーテル
	なし □	なし □	MRI対応でない点滴棒
	なし □	なし □	ベンチレーター
	なし □	なし □	輸液ポンプ
	なし □	なし □	膿盆
身の回り品	なし □	なし □	ヘアピン　＊かつらに付いている物も含む
	なし □		ピアス、アクセサリー
	なし □		補聴器
	なし □	なし □	取り外し可能な入れ歯
	なし □		眼鏡、カラーコンタクト
	なし □	なし □	ヒートテックや遠赤外線の衣類
	なし □		貼付薬 (ニコチネルTTS、ニトロダームTTS　など)
	なし □	なし □	湿布、カイロ
	なし □		鍼灸針、エレキバン
	なし □	なし □	ベルト
	なし □	なし □	腕時計
	なし □		携帯電話
	なし □	なし □	財布、小銭、金庫のカギなど
	なし □		磁気カード (駐車券、クレジットカード、テレビカード)

病棟で確認した看護師名（　　　　　　　　）　　　　　MR室で確認した放射線技師（　　　　　　　　）

図 3　MRI 検査チェックリスト

　次は患者の誤認防止です。簡単・明快に行いますが、これはその他の多くの検査・処置・手術でも行われることなので、ここでは省きます。

　持ち込み防止を目的にした、チェックリストの意味を正しく学んでもらいます。体内の植え込み医療機器、刺青、貼付剤等についても Q&A を用いて正しく理解してもらいます（**図 3**、次ページ **図 4**）。

　続いてタイムアウト（入室・移乗を始める前に、手術前などと同様に作業を行わないで手を止めて集中し、安全かどうかの確認をする）のチェックリストについて、模擬のやり取りを実演し、安全に患者を移乗させる訓練を行います。MRI 室専用のストレッチャーを使用する意義を理解してもらうことにあります（p101 **図 5**）。

　次は磁場体験ですが、マグネットルームの入り口近くで、首にかけたひも付きの紙バサミが引っ張られる感触を体験してもらいます。手から離れた金属が床に落下するのではなく MRI 方向に飛んでいくのを体験してもらいます（p101 **写真 2**）。

Q、貼付薬のニコチネル TTS、ニトロダーム TTS はなぜダメなのか？
A、薬にアルミが貼り付けてあるので、火傷の危険性があるからです。

Q、湿布はどうしてダメなのか？
A、熱を持ち、火傷の危険性があるからです。

Q、鍼灸針がある人はどうすればよいか？
A、外せる人は外す。外せない人はブザーで対応。

Q、貼付の麻薬はどうしたらよいか？
A、患者さんを下す前に一度連絡ください。Dr 確認後、MRI 検査をするかどうかを決めます。理由として、この貼り薬は熱の影響を受けやすく、MRI 検査を行うことで引き起こされる熱により、薬の吸収量が増加する性質があり、副作用の発現があるとされているからです。

Q、カラーコンタクトはなぜダメなのか？
A、色を付けるのに鉄成分が使用されているためです。
（以前、患者から違和感の訴えがあったため）

Q、ヒートテックはなぜダメなのか？
A、繊維に金属が含まれているので、火傷のリスクがあるからです。

Q、妊婦さんの対応は？
A、妊娠の有無がわからないときは、検査しません。
妊娠しているなら、13 週までは検査しません。なぜなら、器官形成期にあたるからです。ただし、婦人科の指示ならこの限りではないです。

Q、刺青やアートメークはなぜダメか？
A、刺青の成分に金属が使用されているため、火傷のリスクがあるからです。
なので、リスクの説明をして、同意を得たうえで検査します。

Q、化粧は？
A、化粧成分の中に、鉄成分が含まれるものもあり熱を持つ可能性があるので注意喚起されています。通常はそのまま検査しても問題にはなりませんが、厚化粧は注意が必要です。

Q、この講習会の対象は？
A、全看護師さん、助手さん、研修医 1 年、その他希望者

Q、車いすの対応は？
A、この講習会を受けた助手さんならタイムアウトしてもよいということになっていますので、車いすで検査室内に入る場合は、連れてきた看護師さんか助手さんと技師の二人でタイムアウトします。車いすで来たけど、歩いて検査台まで行ける人は、技師ひとりでタイムアウト行います。

Q、助手さんが連れてくることは OK ですか？
A、この講習会を受けた助手さんならタイムアウトしてもよいということにします。

Q、移乗の 4 人は絶対ですか？
A、2 人ではやらずに、3 人以上で移乗します。大きい人ならもっと人数がいるかもしれませんので、臨機応変に対応します。それと、移乗の際には看護師が 1 名以上いることが必要です。

図 4　MRI 講習会の Q&A 例

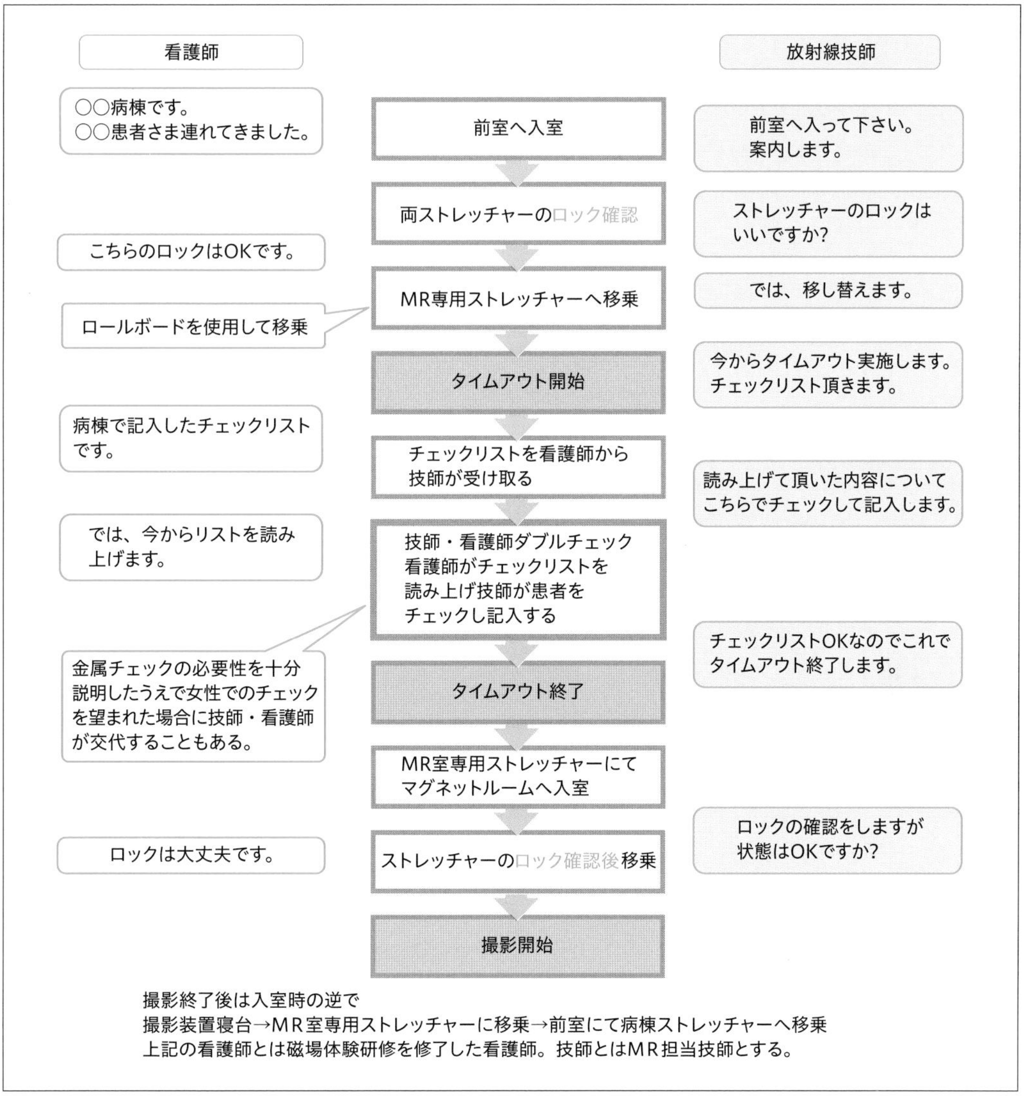

看護師		放射線技師

○○病棟です。
○○患者さま連れてきました。
→ 前室へ入室
前室へ入って下さい。
案内します。

両ストレッチャーのロック確認
ストレッチャーのロックは
いいですか?

こちらのロックはOKです。
MR専用ストレッチャーへ移乗
では、移し替えます。

ロールボードを使用して移乗
タイムアウト開始
今からタイムアウト実施します。
チェックリスト頂きます。

病棟で記入したチェックリスト
です。
チェックリストを看護師から
技師が受け取る
読み上げて頂いた内容について
こちらでチェックして記入します。

では、今からリストを読み
上げます。
技師・看護師ダブルチェック
看護師がチェックリストを
読み上げ技師が患者を
チェックし記入する

金属チェックの必要性を十分
説明したうえで女性でのチェック
を望まれた場合に技師・看護師
が交代することもある。
タイムアウト終了
チェックリストOKなのでこれで
タイムアウト終了します。

MR室専用ストレッチャーにて
マグネットルームへ入室

ロックは大丈夫です。
ストレッチャーのロック確認後移乗
ロックの確認をしますが
状態はOKですか?

撮影開始

撮影終了後は入室時の逆で
撮影装置寝台→MR室専用ストレッチャーに移乗→前室にて病棟ストレッチャーへ移乗
上記の看護師とは磁場体験研修を修了した看護師。技師とはMR担当技師とする。

図 5　タイムアウトフロー (2017/7)

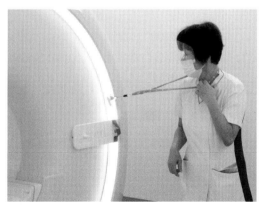

写真 2　磁場体験

　研修の目的が明らかになれば、受講すべき人がおのずと決まるはずです。その人たちをどのように募集するか、どのように応募してもらうかが問題になります。今回のMRI磁場体験研修は、当初、全職員に院内のメールなどで呼びかけて始まり、ほぼ毎週開催されていましたが、ほぼ一巡し、現在は2〜3カ月に1回開催し、新人看護師、新研修医等を対象にしています。MRIの前室という場所の関係もあり、1回の受講者は15〜20人程度で行い、看護師については、看護部を通じて各病棟の看護師長から推薦してもらい、本人に院内メールで通知し、また受講者の記録を残しています。

研修実施のポイント

研修を計画するときのコツ

　以下の5点が満足度の高い研修となるコツと考え、実行しています。
①まずは旬な興味のある話題を取り上げること。
②研修で習得してもらう事柄・目的をあらかじめ明確に伝える。
③パワーポイントは極力少なくする。
④体験型学習・ロールプレイを多用する。楽しく行う。
⑤短時間とし受講者、研修担当員、所属部署のいずれの負担も少なくする。
　詳細な説明はあまり必要ないと思います。それぞれ簡単に解説します。
　①については、経験した大きな事故、職員が強い関心をもっている内容を取り上げます。
　②について、参加を募る場合、また研修開始時には、研修で習得してもらう事柄・目的を明確に伝えた方が、参加希望が多く、また理解度が深まると思います。
　③パワーポイントを用いての研修は、話す側は盛りだくさんの内容を網羅して、これで万全と思いがちですが、実際のところ、聴衆側の頭には演者が期待したほどは残っていません。レジュメを渡しても後日に開く人は少なく、そもそも寝ないで聞いていた人のほうが少ない講演（研修）もあります。効果の乏しいパワーポイントによる説明は極力少なくし、今回は実施場所（MRIの前室等）の関係もあり、立ったままで聞いていただきました。これには研修時間短縮とともに、催眠効果をなくす大きな効果があります。パワーポイントの内容は、まとめとチャート、画像のみです。
　④研修として最も効果があるのは、体験型のものです。楽しく行えばさらに効果的で、次回の参加希望者が増えます。座学と違って、実際に身体を動かし話をする研修は、寝てしまうこともなく理解度も深まり、有益なものとなります。ロールプレイはチームワーク精神を養う観点から多職種で行うことが多く、大きな病院では同じテーブルの他部署の人の名前が分からないことがあります。当院では白衣禁止、私服でネームカードをつけるという参加のスタイルを主にしています。

　⑤研修の時間について、働き方改革の観点からも、長時間の研修は受講者側にも実施側にも負担になります。受講者を出している各部署にとっても、短時間の研修が歓迎されます。エッセンスのみを学ぶことにより、長時間ダラダラ行うよりも高い学習効果を示します。特に体験型であれば、学習効果ははるかに高くなると考えられます。この研修では、20分程度で終了するようにしています。通常業務への影響は受講者が大人数であればあるほど大きくなりますが、短時間なら影響も最小限で済みます。時間内に研修を行えれば、研修の手当の問題は発生しませんが、時間外に研修を行う場合にはそれをどのように捉えるか、時間外手当を出すのか出さないかは、病院管理者の判断になります。

受講者の反応・成果、今後の課題

研修効果の判定

　研修終了後、ニコニコした笑顔で帰っていく受講者を見ると、楽しい研修であったのだなと判断できます。今回の研修ではアンケートも行っていますが、好評との回答を得ています。研修の客観的な効果判定は、事故が続くかどうかという結果になると思います。他のシステム上の対策（患者乗せ替え）との相乗効果もあってか、幸いなことに、研修開始以来大きな持ち込み事故は生じていません。軽度のインシデントは、レポートの件数で評価できます[1]。

今後の課題

　目に見えない磁力を実感するための、こうしたMRI磁場体験研修は今後も続けていきたいと思っています。多くの病院ではMRIが2〜3台ありますが、段階的に導入されることが一般的なため、それぞれが離れた場所にあることがほとんどです。新築の病院では、当初から複数のMRI機器を1箇所に集めて運用し、前室の共用、職員の集中化を行い、その結果、より安全で効率的な運用が可能になっています。当院でも建て替えの検討がなされており、新しい病院ではMRIのより安全で効率的な運用を行う予定となっています。

　最近の研修は講義形式のみだけでなく、体験型学習方法（グループ演習・ロールプレイなど）に親しむ機会が増えています。「楽しかった」だけでなく、受講者に気づきを与え、行動を変容し、医療安全文化を醸成することが重要です。そのため、研修企画・運営側の知識・技術の向上やファシリテーター育成が課題となります。

簡単な物理の法則

　酸素ボンベのように重い物は簡単に動くはずがないというイメージがあり、こんなものが飛んでいくはずはないと思いがちです。しかし、イメージとは異なり、磁力に引かれる力は質量に比例する法則があります。また、MRIから遠ければ磁力の影響を受けませんが、近づくほど影響が強くなり、これは距離の二乗に反比例します。つまり距離が半分になれば、引かれる力は4倍になります。

　重力は地球の中心に向かって一定の力（1G）で引っ張り、物体が落下するときは、徐々に速度が増していきます。ところが磁場では、中心に近づくほどさらに強い力で引かれるため、速度はさらに増し、最終的な吸着する力は途轍もないものになります。物体が当たった時の衝撃は、質量と速度の二乗に比例しますから、遠くから加速されて飛んできた重い磁性体から受ける力は非常に強いということになります。もちろんこの力は目で見ることはできません。冒頭の事故の例として述べた、たった1、2kg程度のステンレス製の点滴棒ですら、吸着してしまったら人の力では引きはがすことはできませんでした。

当院で行っている他の研修

　現在、当院で大規模に行っている医療安全の研修としては、全職員を対象としたチームSTEPPSの研修があります。1回に6人からなるグループを12～15ほどつくり、研修内容は、座学、共同作業などのロールプレイなどのほか、ドラマ仕立ての医療現場鑑賞、デブリーフィングなどからなります。膨大な内容を1時間程度の研修で理解してもらうのはなかなか困難ですが、職員が安心しつつ共同して安全に医療を行っていくきっかけになってくれたらよいと思っています。

　また、10年ほど前から持続的に行っている研修としてメディエーションマインド研修があります。医療事故や大きな合併症が生じたときには、紛争化しないように医療メディエーターが活躍します。当院ではこの目的の職員を配置せず、メディエーターと同じような気持ちで対応を行えるようにと、メディエーションマインド習得のための研修を幹部職員（全医師、正副看護師長、各部署の責任者）に義務づけ、ロールプレイを中心とした研修を開催しています。医療従事者である職員に、医療事故・重大合併症に遭遇した患者役になってもらい、思いのたけを医療従事者にぶつけてみる訓練の中で、医療従事者側はその思いを受け止め、解決の糸口を探っていくことになります。最近は、年間に2回の研修を新卒の研修医と新たに就職した医師および昇任した副看護師長に対して行っています。この研修開始後、医療訴訟にまで発展した症例はなく、一定の効果があると判断しています。

■■●引用参考文献
1）栗林武志ほか．MRIチェックリストの運用状況からみえた安全講習会の定期開催の有用性．日本医療マネジメント学会雑誌．19（4），2019，202-7．

医療安全に対する研修医の意識改革について

聖マリアンナ医科大学 消化器・一般外科
(1)講師、(2)助教、(3)教授
朝野隆之(1)、瀬上航平(2)、大坪毅人(3)

取り組みの背景

医療安全とは

医療安全は、医療事故の発生を未然に防ぎ、患者に良質で安全な医療を提供し、「医療事故等によって不利益を被る患者をつくらない」ために非常に重要なことです。また、医療従事者としての自らおよび周囲の医療従事者の安全を担保するためにも非常に重要なことです。研修医も臨床の現場では1人の医療従事者であることに変わりありません。したがって、安全な医療を行う上で、研修医も医療安全に関して十分な関心と正しい知識をもつ必要があります。

研修医に対する医療安全教育の取り組み

研修医に対する医療安全の教育には、入職時オリエンテーションでのレクチャー、臨床現場で想定される事象をもとにしたシミュレーション研修、医療安全レポートの情報共有等、多くの病院でさまざまな取り組みがなされるようになってきています。しかしながら、通常診療の医療行為に関する教育に比べると、その割合は圧倒的に少ないのが現状です。

また、医療安全の重要性に対する研修医自身の意識が低いことも事実です。医療安全の重要性に対する研修医自身の意識が低ければ、医療安全に関してどんなに有益な講習やレクチャーを行っても意味のあるものにはなりません。

そこで当院では、まず医療安全の重要性に対する研修医自身の意識を改革することを目的とした講習会を定期的に行うこととしました。

研修・実践内容：医療安全講習会の実施

講習会の対象者

当院で研修をしているすべての研修医を対象とし、講習会への参加を病院として義務づけています。ただし、遠隔地での地域医療研修中の研修医は、現実的に参加することが困難であるため参加免除になります。研修医の講習会への参加を病院として義務づけ

ているため、講習会の開催を院内すべての部署に周知し、講習会を行っている時間は研修医の勤務を免除するように病院全体で取り組んでいます。

講習会の開催頻度

　2カ月ごとに、土曜日の午前中を使って講習会を行っています。レクチャーのみであれば1時間程度、グループワークを行う場合は2～3時間程度の時間で行っています。

講習会の内容

　講習会は、開催ごとに異なった内容で行っています。具体的には、研修医にも周知すべき医療安全事例報告および研修医が作成した医療安全レポートの内容を、毎回の講習会で参加者全員が情報の共有をします。また、医療安全レポートの研修医作成状況の確認も、毎回の講習会で行っています。さらに、医療安全の基礎的なことに関するレクチャー、医療事故に関するレクチャー、実際に起こった医療事故のビデオを教材としたグループワークも適時行っています（図1）。

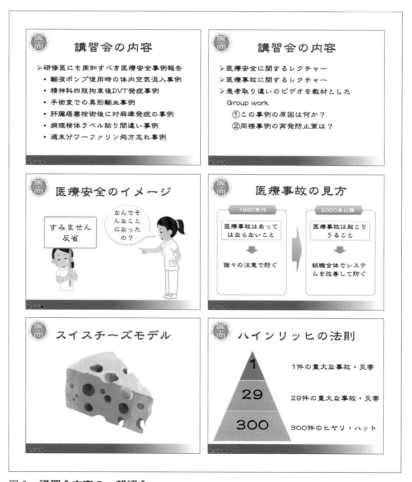

図1　講習会内容の一部紹介

講習会実施のポイント

臨床研修センターとして

　研修医が心地良く医療安全講習会に参加できるように環境整備を行っています。研修医は、日中の勤務時間内は病棟や検査室から離れづらいのが現状です。指導医の顔色をうかがいながらの講習会への参加では、講習会の内容に集中できません。医療安全講習会の開催時間中は、研修医の勤務を免除するように各診療科および部門へ依頼をしています。また、各診療科および部門が間違いなく対応できるように、医療安全講習会１年間分の開催日を、年度の初めに周知しています。

研修医の心構え

　医療安全講習会の主役は研修医です。医療安全講習会の参加を、研修医は義務づけられていますが、決して受動的態度ではなく、能動的な姿勢で講習会に参加することが大切です。どのような心構えで講習会へ参加するかによって、そこから得られるもの、身につくものに大きな違いが出てきます。同じ時間を費やすなら、より多くのものを得るに越したことはありません。講習会では、医療安全対策室へ提出された医療安全レポートのうち、重大事象および研修医が関係しているものを中心に、報告されたレポートに関係した研修医の実名を公表しないかたちで事例の提示をしています。それぞれの事例において、その経緯を深く掘り下げることにより、研修医自らがその事例における問題点を省察し、その後の医療安全における文化の醸成につなげています。どの事例も研修医にとっては身近な事柄が多く、実際の当事者でなくとも、自然と積極的な態度で講習会へ参加するようになります。講習会は、それぞれの事例について「明日は我が身」のことと受け止め、研修医自らが真剣に取り組むように行っています。

　ひとたび医療事故が起きると、事故の内容によってはその影響は計り知れないものになります。医療事故の当事者にならないため、医療事故によって患者に不利益が及ばないようにするため、患者およびその家族や周囲の医療従事者から、安心と信頼をもって仕事を任される存在になるため、自分自身の心構えをただす必要があります。将来的に指導医の立場になり、研修医を指導する日が必ずくるのですから。

考える力

　記憶力だけでは医者の仕事は務まりません。臨床の現場では、さまざまな場面で常に考える力が必要とされます。適切な臨床推論から適切な治療に結びつける思考力はもちろんのこと、考える力は医療安全の分野でも同じくらい重要で必要とされます。医療ミスや医療事故を未然に防ぐためには、常に自らの言動を省察し、自らの言動によって引き起こされるさまざまな事象を常に想定する思考力が必須です。

受講者の反応・成果、今後の課題

この取り組みが目指すもの

　研修医が医療安全対策に対して、積極的に取り組むようになることを最大の目的としています。医療安全に関する研修医教育ではさまざまな取り組みがされていますが、その中で定期的な開催が可能であり、臨床の現場を取り巻く環境下で日々発生している、さまざまな医療安全上の問題をタイムリーに研修医へ伝える必要もあり「講習会」の形式を選択しました。

この取り組みの是非

　医療安全対策に関する講習会が、医療安全対策に対する研修医の意識改革に寄与するかを検討することで、この取り組みの是非を検証しました。具体的には、研修医の作成する医療安全レポートの数をカウントすることで、研修医が医療安全対策に対してより積極的に取り組むようになったかを測定しました。

研修医が作成した医療安全レポート数は

　この取り組みを開始する以前から、研修医に対して医療安全レポートの作成の重要性についてくり返し説明をしていましたが、実際に研修医が作成した医療安全レポートの割合は、全レポート数のおよそ0.9％前後と、かなり低い水準で推移していました。それに反し、研修医を対象にした医療安全講習会を定期的に開催した結果、開始後わずか1年しか経過していない時点で、研修医の作成した医療安全レポート数が全体の1.51％まで増加しました（表1）。つまり、医療安全講習会の開催が、研修医の医療安全レポートの作成促進に寄与していることが証明されたわけです。研修医が、医療安全により関心をもつようになったともいえるのです。

この取り組みの意義

　医療安全レポートの作成は、単に自らのミスを報告するためのものではなく、そのミスが起こった状況を省察し、ミスの起こったプロセスの誤りを改善し、再発防止のため

表1　医療安全レポートの報告件数（結果）

講習会開始	総 数	医師全体	研修医	研修医数／総数
4年前	8,306	667	76	0.92%
3年前	8,437	894	72	0.85%
2年前	8,435	826	57	0.68%
研修前年	9,101	932	84	0.92%
研修開始後	9,049	740	137	1.51%

の方法を自ら考えるプロフェッショナルオートノミーの意味合いがあります。医療安全講習会の開催が、研修医の医療安全レポートの作成促進に寄与していることは、研修医の医療安全に対する正の意識改革につながることになります。医療安全の推進に関し、研修医が積極的に関わるようになることによって、医療現場の安全が向上するばかりでなく、研修医が自らを律する考えかたをもち成長することにもつながる、非常に意味の深いことです。

　また、安心安全な医療を提供するには、すべての院内職員の医療安全に対する意識および自覚が非常に重要です。これは研修医も例外ではありません。医療安全の重要性を理解することは、医療技術の習得と同じくらい大切なことだと自覚する必要があります。

　医療安全の推進は、その病院の医療安全文化の醸成につながります。文化の醸成は非常に気の長い時間が必要です。よって、より質の高い安全な医療を提供するための医療文化の醸成を目指し、今後も研修医を対象とした医療安全講習会の実施を継続していく必要があると考えています。

多職種連携の急変対応シミュレーション研修から学ぶリスクマネジメント

医療法人財団滋強会 松山リハビリテーション病院
医療機能管理室（医療安全・感染対策）医療安全管理者、感染管理認定看護師
寺尾直子

取り組みの背景

　当院は、リハビリテーション（以下リハビリ）を専門とする 326 床の病院であり、入院患者のほとんどが 1 日 2 ～ 3 時間のリハビリを行っています。スタッフは医師 17 名、看護師 148 名、介護士 92 名、訓練士（PT・OT・ST）140 名などで構成されています。2017 年 5 月から地域包括ケア病棟が開設され、急性期病院だけでなく、自宅や施設からの入院受け入れも増加しています。患者は基礎疾患をもち治療中であることや、高齢者の増加など病院内でいつ急変が発生してもおかしくない状況です。また、当院の環境は本館（外来・病棟）とリハビリ棟は別棟のため、リハビリ棟には医師・看護師が不在のことが多く、リハビリでは中庭や周辺道路など屋外での歩行訓練もあります。そのため、急変の初期対応と応援要請を 1 人の訓練士が行う場面も想定され、医師・看護師・訓練士が連携し急変対応することが求められます。

当院のリハビリ中での急変対応に対する課題

- 訓練士も看護師も急変対応の経験が少なく、急変対応に不安を感じている
- 急変対応研修は部署単位、病棟単位で実施していたため、連携を確認したことがない
- リハビリ棟での急変対応マニュアルは作成しているが、評価を行ったことがない（幸いなことに急変が発生したことがない）
- 病棟外で急変が発生したときの院内コールサイン「CAC」を聞いたことがない

　CAC の設定背景：当院の CAC は、意識レベルの低下や心停止など医師・看護師の救護を緊急に必要とする場合に院内コール「CAC」をかけ、いちばん近くにいる医師、看護師が駆けつけるように設定しています。

　上記の内容がリハビリ中の急変対応での課題として上がり、リハビリ中の「急変対応の訓練」と「環境の確認」を行う研修が必要と考えました。そこで、スタッフが実際に動いて確認し、実感する体験型研修としてシミュレーション研修を選びました。

　指導者：医療安全転倒カンファレンススタッフ（看護師 2 名、訓練士 1 名、事務員 1 名）

研修対象者（学習者）：訓練士 3 名、看護師 3 名、医師 2 名

研修実施回数と実施時期：年 1 回、11 月（医療安全推進週間の月）

研修目標：①急変発生時に多職種が連携し対応できる

　　　　　②リハビリ棟での急変対応マニュアルが効果的に行えるマニュアルに
　　　　　　なっているか確認する

　　　　　③病棟外での急変対応に必要な備品の設定を再確認する

研修・実践内容

達成目標を立案

①リハビリ中の急変対応ができる（患者の状態確認、報告）

②CAC で医師、看護師が集まることができる

③病棟外での急変対応の流れを確認することができる（医師、看護師、訓練士の連携）

　※指導者はリハビリ棟での急変対応マニュアルが実施できるか環境面も含め評価を行う

研修実施までの準備の流れ

▶▶8 月～：医療安全転倒カンファレンスメンバーでシミュレーション研修を計画

　『看護のためのシミュレーション教育　はじめの一歩ワークブック（別冊フォーマット＆シナリオ集）』[1] を参考にシナリオデザインシートを作成しました。

● シナリオデザインシート

シミュレーション場面：リハビリ棟中庭で「転倒による頭部外傷」

患者設定：松山太郎　70 歳、男性、身長 170cm、体重 60kg

既往歴：高血圧

現病歴：脳梗塞後遺症（右麻痺）

　2 カ月前に脳梗塞で倒れ、市内 A 病院に救急搬送され入院治療。1 カ月前に当院 B 病棟に転院し、リハビリ（PT・OT）を実施中です。あまり運動好きではありませんが、1 日 9 単位（3 時間）のリハビリは行えていました。最近、疲労感やめまい（浮遊感）の訴えはあるものの、バイタルサインに異常はありません。右手足のしびれ、浮腫も軽度で麻痺は中等度。転倒歴はなく、病棟生活、リハビリでときどき右足の出が悪く、つまずくことがありましたが、自分で修正できていました。ADL は見守りから一部介助。リハビリが進み、ほぼ見守りで行えていますが、夜間から朝方にかけては力が入りにくいため一部介助となっています。

場面設定：現在 14 時です。松山太郎さんは 13：40 から PT 訓練を開始しました。はじめは PT 室で筋力トレーニングや歩行訓練を行いました。やや疲労感と浮遊感（めまい）を訴えましたが、血圧 118/74、脈拍 74 回 / 分（整脈）とバイタルサイ

ンに変化はありませんでした。歩行状態も普段と変わりなく、つまずき等もなかったため、リハビリ室から車椅子で1階中庭に移動し、中庭でT字杖歩行の訓練を始めました。中庭を1周したところで左足がつまずき転倒。T字杖を左手で持っていたため左肩、左側頭部を打撲。左側頭部から出血あり、声をかけましたが反応はありません（呼吸、脈拍はある）。

　シミュレーションアウトラインシート（表1）を作成し、シミュレーションの流れ、確認ポイントを指導者間で共通認識できるようにしました。
　事前学習（シミュレーションを行うために必要とされる知識・技術・態度）として、頭部外傷の観察とアセスメントやBLS（一時救命処置）、安全確認と院内ルールの知識と、技術として報告と観察が必要と考えました。ただし、今回の研修では自己学習ではなく、事前研修を行うこととしました。
　準備物品、発生場所（設定場所）の確認、指導者の役割分担、デブリーフィングガイド、評価ポイントを作成しました。

▶▶10月初旬：シミュレーション研修参加者（学習者）の選定
　多職種でのシミュレーション研修が初めてのため、中堅でBLSを理解しているスタッフから選定しました。特に看護師はリハビリ棟に応援に駆けつける可能性の高い部署から選定しました。

▶▶10月中旬：全部署・病棟に研修実施のお知らせポスターを配布・掲示
　研修参加スタッフ以外には院内コールサイン「CAC」を確認することや、もしも院内コールがあった場合の対応方法について、スタッフ間で話し合ってみるように記載しました。また、看護部師長会でも研修会の案内を行い、病棟での対応を確認するように依頼しました。

▶▶10月24日：学習者へ事前説明会（ブリーフィングを含む）実施
　実施方法：講義形式
　実施時間：12：05 〜 12：40　ランチョン形式で実施
　参加者：学習者と指導者
　講義内容：シミュレーション研修の目的・目標
　　　　　　　転倒による頭部外傷の観察項目、リスクの確認
　　　　　　　急変対応のマニュアルの確認
　当院での多職種共同で、シミュレーション研修を実施することが初めてだったため、説明会と事前学習、ブリーフィング（シミュレーションの導入部分）を兼ねた説明会を実施しました。本来は、ブリーフィングは研修実施直前に実施したほうが学習者の確認に良いのですが、実施当日には学習者は担当部署から集まるため、事前にブリーフィングを実施しました。学習者に、本研修の目的と流れをイメージした上で研修に取り組んでもらうほうが、安心して参加できるのではないかと考えたからです。

表 1　シミュレーションアウトラインシート（病棟外での急変対応）

時間経過	患者状況	目標に準じた学習者に期待する動き	ファシリテーターの関わり・留意点	備考
0 分 3 分	T字杖歩行で中庭を1周したところで転倒。頭部から出血。声かけに反応なし（呼吸・脈あり）	頭部外傷の観察 意識レベル・呼吸・脈の観察 応援の依頼 （水治療法スタッフ） 水治療法スタッフからリハ室に連絡	最初の確認・対応について確認する 　→意識レベル、呼吸・脈、外傷の部位・程度の確認 緊急性の判断を促す 次の行動が行えるか確認する 　→応援の依頼、患者からは目を離さない 　→リハ室からもってきてほしい物品など、助けてほしいことを確実に依頼できるよう促す 水治療法スタッフは依頼を受けた内容を確実に伝え応援に駆けつける	14：05 14：06 14：07 14：14
8 分 10 分		リハ部応援到着 報告をうけ防災センターにコールサイン CAC 依頼	依頼された内容ができているかを確認する 　→持参物・到着までの時間の確認 　→安全の確保を確認できる 応援者も患者の状態を確認 　→緊急性が高いと判断し CAC を依頼できるか	14：15 14：16
		防災センターから CAC を館内放送	「これは訓練です。 業務連絡。CAC　CAC　リハ棟中庭です。くり返します 業務連絡。CAC　CAC　リハ棟中庭です」	
15 分		医師・看護師が現場にかけつける	医師・看護師がかけつける 　→看護師は1人がすぐに現場に駆けつける 必要物品が現場に届くか確認 　→看護師が救急カートなど必要物品を持参 　→ストレッチャーも持参すること	14：18 14：21
		リハビリ担当者から 医師・看護師に状況報告	リハビリ担当者からの状況報告を促す 　→医師に状況が伝わるように確認 　→看護師はバイタルサインを測定する 　→医師の診察を介助できるよう看護師に促す	14：19
20 分		松山さん（患者）をストレッチャーに移乗	頭部外傷・頚部損傷が疑われる患者の移動方法を確認する 　→移動するためにできる工夫を確認	14：22
		レントゲン室前まで移動	他の患者、来院者に配慮した移送が行えるようにする	14：25

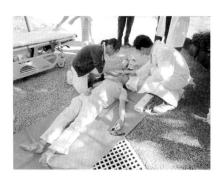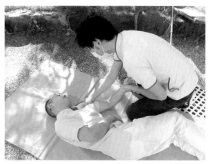

図1　シミュレーションの実施
転倒後、初期対応（観察とアセスメント）や医師、看護師到着後の対応風景

シミュレーションの実施

▶▶11月1日：14時からシミュレーションを実施（図1）

　前ページ**表1**「シミュレーションアウトラインシート」をもとに、指導者が学習者に患者の状況を伝えながら、学習者の行動を確認しました。

　会議室に移動して振り返り（今回は屋外での実施のため振り返りは会議室）、学習者にシミュレーションを実施して感じたことや実際に動いてみてできたこと、やりにくかったことなど、意見を言ってもらいました。

研修後の取り組み

　医療安全管理委員会で研修会の報告を行い、全スタッフに対し「病棟外急変対応シミュレーション研修の報告」を作成・配布しました。

研修実施のポイント

　研修を実施する上で気を付けた点は3点あります。

研修会を楽しく、実践的な研修と感じてもらうための入念な準備と事前指導

　今回はシミュレーション研修が初回だったこと、学習者も初めての体験だったこともあり、シミュレーション研修が「役に立たない研修会」と感じさせないために、指導者側は入念な準備を行いました。実際に指導者が急変対応マニュアルに沿って動いてみたり、患者設定はこれまでの転倒アクシデント事例から似たような患者さんや転倒状況にするなど、学習者がイメージしやすく、より実践的なものになるように工夫しました。

　シミュレーション研修を実施する上で、基本的な知識や技術、研修に参加するための態度がないと、シミュレーション中に学習者が悩み、研修が中断してしまいます。学習

課題を出すだけではなく、事前研修会を開催したのは、研修会の目的や達成目標をしっかりと認識してほしい点もあったからです。実際の場面を想定したシミュレーション研修のため、学習者が失敗することに何の問題もなく、できなかったことを振り返ることで学習者により知識・技術を定着させる教育方法です。できなかったことはやり直しができること、みんなで振り返りや検討が行えることを伝えたことや、事前に学習者が集まれたことで、シミュレーション時の安心感にもつながったように感じました。研修会後には学習者から「ドキドキした」「楽しかった」「あいまいだったところがわかった」との反応がありました。

実際の現場を使用するための安全の確保

　今回は、シミュレーションを実際の現場（中庭）で行うことで、より実践に近い設定としました。ただし、現場を使用するということは、患者、面会者、スタッフなどが通常の生活や業務をしている中で実施するため、安全の確保をする必要があります。当日13時〜15時は、中庭を研修で使用するため、リハビリなどは行わないように伝達していました。また、廊下を研修で使用する救急カートやストレッチャーが動くため、学習者には事前説明会で安全面を十分に確認するように指導しました。

シミュレーションを行った後での振り返りが行える環境づくり

　学習者が感じたこと、不安だったこと、自分が課題と感じたことを自由に話し、改善できる方法を検討し、次につなげる場をつくることにも重点を置き研修計画に入れています。シミュレーション研修は体験から学び、振り返りの中で体験したことを話し、他の学習者と振り返ることで、より知識や技術が定着します。シミュレーションでの体験を目標に沿って振り返り、学習者と観察者（今回は指導者）がディスカッションすることで、自らの発見や他者の気づきを共有することにつながります。また、体験からの気づきをもとに「さらによくするには」と検討することができ、実際の場面への活用につながっていきます。

　研修に参加しなかったスタッフへ研修報告書を作成し、全部署に配布しました。研修報告書には、今回のシミュレーション研修で出てきた3つの問題点を取り上げ、今後強化していく点をあげています（図2）。

　3つの問題点は以下のようなものでした。

①対応マニュアルの変更が必要

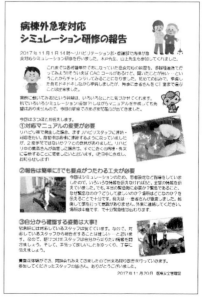

図2　研修報告書

②報告は簡単に！！　でも要点がつたわる工夫が必要

③自分から確認する姿勢は大事！！

受講者の反応・成果、今後の課題

　振り返りの中で、実際に動いてみたことで学習者も指導者も「わからない、不安な点」「工夫が必要な点」「必要な物品がない」ことなどに気が付くことができました。

　特に訓練士からは、急変対応に強い不安をもっており、リハビリは患者と1対1で実施することが多いため、手が空いているスタッフが少なく応援を呼びにくいと感じていること、看護師や医師が早くきてもらえるほうが安心なことや、効率的なことなどマニュアル通りに動くことの困難さや効率の悪さを意見として出してくれました。そこで、マニュアル通りに作成していた**表1**「シミュレーションアウトラインシート」の「応援の依頼」～「リハ部応援到着」までをやめ、「緊急性の判断」をしたらすぐに「CAC」に変更されました。

　看護師も、訓練士からの状況を確認する中で、聞き役に徹したため必要な情報を聞き取れなかったこと、主治医への報告や指示受け、患者の病棟との連絡など連携をとるためのリーダー的役割についてディスカッションできました。また、効果的な報告方法についてISBARなどの定型的な報告方法の導入も課題として上がりました。各部署での急変対応訓練時の強化ポイントや次年度の課題が上がってきました。

　環境面でも、今回初めて救急カートを屋外に出したことでカート内の物品が動き、アンプルなどの物品破損の危険や、酸素ボンベを救急カートに設置してほしいなどの意見もありました。救急カートは病棟内で使用する視点で準備されていたため、病棟外に持ち出す可能性のある部署には配置物品の再選定が必要なこともわかってきました。

　研修後、一度リハビリ棟で階段昇降訓練中に失神発作で後方に転倒、意識レベルが低下した事例がありました。このとき「院内コール」が発動され、医師、看護師が駆けつけることができ、患者ケア、医師への報告、必要物品が届き早急な対応が実施できていました。この後も、対応方法について看護部とリハビリ部が集まり振り返りが実施されていました。この振り返りから、医療安全管理者へ提案事項もあり、研修の成果はあったと考えています。しかし、研修に参加できる人数が限られていることもあり、より多くのスタッフに参加し、体験してもらうためにも継続した研修の実施は必要だと感じています。

■■● 参考文献

　1）阿部幸恵. 看護のためのシミュレーション教育　はじめの一歩ワークブック. 東京, 日本看護協会出版会, 2013, 85p.（＋別冊フォーマット＆シナリオ集, 35p.）

　2）阿部幸恵 編著. 臨床実践力を育てる！　看護のためのシミュレーション教育. 東京, 医学書院, 2013, 208p.

　3）渋谷美香. はじめての教育委員会：研修企画のキホン. 東京, 日本看護協会出版会, 2010, 111p.

ポイントを絞った、少人数での院内心停止対応トレーニングの効果

地方独立行政法人 明石市立市民病院 看護部

川根美智子

取り組みの背景

　当院では、CPA（心肺機能停止）症例検討会を行い、院内心停止時の対応の振り返りを行っています。「初動の対応でAED（自動体外式除細動器）を持っていくことができなかった」「初動に入るまでに時間がかかっていた」「チームとしての連携が難しい」「夜間帯の3名での急変対応をどう行ったら良いか」など、心停止時の対応の遅れやチーム医療の難しさなどが課題でした。

　日本救急医学会のICLSコースとは、突然の心停止に対する最初の10分間のチーム蘇生に重点を絞った、医療従事者のための蘇生トレーニングコースです。当院では、看護師全員にICLSの受講を義務づけています。しかし、心停止患者への対応の遅れがあるのが現状で、ICLSコースの受講のみではスキルを身につけることは困難ではないかと考えていました。

　そんな折に、JRC（日本蘇生協議会）蘇生ガイドライン2015で、ALS（二次救命処置）トレーニング効果を高めるために、くり返しのトレーニングや救命処置終了後の振り返り（デブリーフィング）が推奨されるようになりました。そこで、部署内での心停止事例からの振り返り（デブリーフィング）をもとに、ポイントを絞ったシミュレーションシナリオを作成して、トレーニングを導入しようと考えました。

　実際の心停止対応での経験などを踏まえて、一つひとつの手技を医師とともに不安なところや不明なところを確認して、チームメンバーが一丸となって蘇生処置の対応ができることを確認しながらトレーニングすることで、不安の軽減につながると考えました。

　循環器内科病棟（部署内）で発生した、心停止対応後のデブリーフィングから抽出された問題である、「マンパワーの少ない状況での初動」「CPRスキル」「AEDを用いた迅速な除細動」「ALSの実践」「正確な記録」に着目してトレーニングを考え、実践しました。看護師を対象として、それぞれのテーマ別に、毎回30〜60分、3〜6名ずつでのトレーニングを、全員がくり返しできるまでに合計29回開催をして、2年間を要しました。

　「CPRスキル」は、AEDトレーナーを使用して、1〜2回／週の13時30分から14

時で行い、循環器内科医師と共に手技確認を行いました。1回のトレーニングは、1グループ3名の1～2グループで開催しました。

「マンパワーの少ない状況での初動」「AED を用いた迅速な除細動」「ALS の実践」「正確な記録」では、シミュレーターを使用して、1カ月に3日間程度、17時30分から18時30分の間、3名を1グループとしてトレーニングを開催しました。1回のトレーニングは、1グループ3名の1～2グループで開催をしました。

研修・実践内容

循環器内科病棟で発生した心停止事例を基にシナリオを作成して、実際の心停止時の対応と同じように行動ができるようにトレーニングをしました。

夜勤帯の心停止対応に不安を感じるスタッフが多かったため、夜勤帯での設定としました。夜勤帯は3名の看護師勤務であるため、1グループを3名として、当直医師と当直課長の合計5名で、心停止に対応するシチュエーションでシナリオを作成しました（図1）。

シナリオの内容は事前に書面で通知をして、メンバー構成と役割、シミュレーションできるように、行動についても表として、メンバー全体の動きがわかるように通知をしました（p120 図2）。事前に学習することで、手技の確認やイメージがつきやすくなると考えました。

また、トレーニング当日までにグループ間で話し合いをしてもらい、目標をもってトレーニングに参加してもらうことにしました。グループ間での話し合いは、以下5点についてポイントを絞って話し合いをしてもらいました。

①日勤帯の人数がそろっている状況での心停止時の対応として、それぞれの役割とどのような行動が必要であるか

②コードブルーのメリット・デメリット

③コードブルーで応援にきた人たちの役割と応援者の採配を誰がするのか、医師到着までのリーダー的役割を事前に決めておくほうが良いのか、その場で決めるようが良いのか

④心停止時のリーダー看護師の役割

⑤その他、シミュレーションしておいたほうが良いと思うこと

夜勤帯のシミュレーション、休日のシミュレーション、平日日勤帯のシミュレーションを行いました。夜間帯は3名体制、休日は6名体制、日勤帯は7～8名体制で、それぞれ担う役割や困難さが異なりますので、それぞれの場面において課題を抽出して、実践しています。

各勤務帯での話し合いのポイントは、以下の3点としています。

①夜間帯では、少ない人数でどのような動きや連携をとっていくことが良いのか

②日勤帯では、人が多い中でのリーダーの役割、誰がリーダーの役割を担うのか、

　　コードブルーの必要性と多数の医師が混在することの対応やチームワークの問題
③休日では、リーダーの役割、心停止の症例に初動から対応している看護師と他患
　者の対応をしている看護師の采配は誰がするのか、当直医師への連絡と主治医不
　在時の連絡方法など

シミュレーション研修シナリオ

【事例】
■患者：D 氏　70 歳代　女性
■疾患：AMI

　　　　入院 2 日目
　　　　胸痛が主訴で救急搬送される　緊急 CAG 施行されて＃ 6　100％閉塞を認め
　　　　AMI の診断で入院
　　　　PCI 施行してステント留置
　　　　PCI 後も胸部の重苦しい感じは持続していたが、12 誘導心電図では著変はなく、
　　　　経過観察となっていた
　　　　心電図モニター装着中　心臓リハビリテーションは介入中である
　　　　安静度はベッド上
■役割
　　　　A 看護師：リーダー看護師
　　　　B 看護師：他チームメンバー看護師　中堅看護師
　　　　C 看護師：担当看護師　新人から中堅看護師
■状況設定
　　　準夜勤務中
　　　B・C 看護師は検温のためそれぞれの担当患者の部屋周り中。
　　　A 看護師はナースコールの対応をして、他患者のトイレ介助などを行っている
　　　C 看護師が 670 号室へ訪室　患者 D 氏の検温を行うために声をかけると反応がない
　　　CPR 開始
　　　ナースステーションのセントラルモニターでは 1 分前から VT 出現
　　　治療として気管内挿管、アドレナリン 1A 使用して体動が出現する　心拍再開確認

■当日のメンバー表を記載
　　例　○／○　A 看護師　○○ NS　B 看護師　○○ NS

　それぞれの動きを別表*にまとめているので、実施日当日までに確認しておいてください。急変時と
同様の動きを行っていく予定です。
　よろしくお願いします。

　　　　　　　　　　　　　　　　　　　　　　　　　　　　　　　＊）p120 図 2

図 1　研修の事前に通知するシミュレーション研修シナリオ例

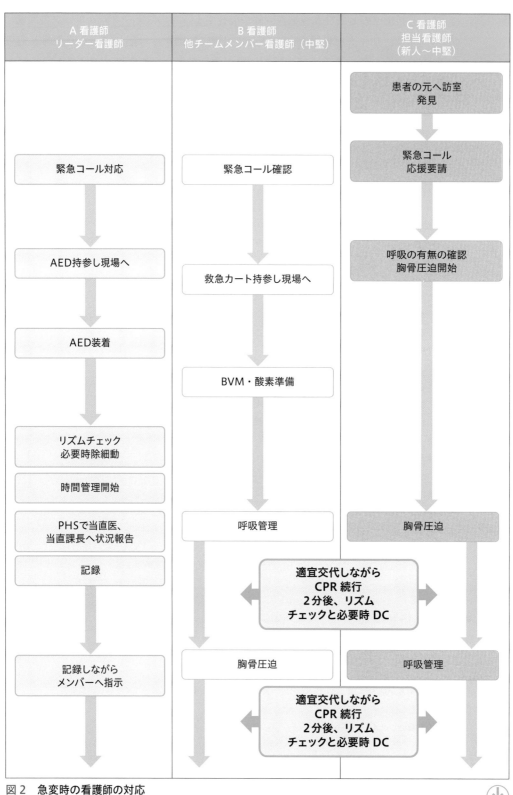

図2　急変時の看護師の対応

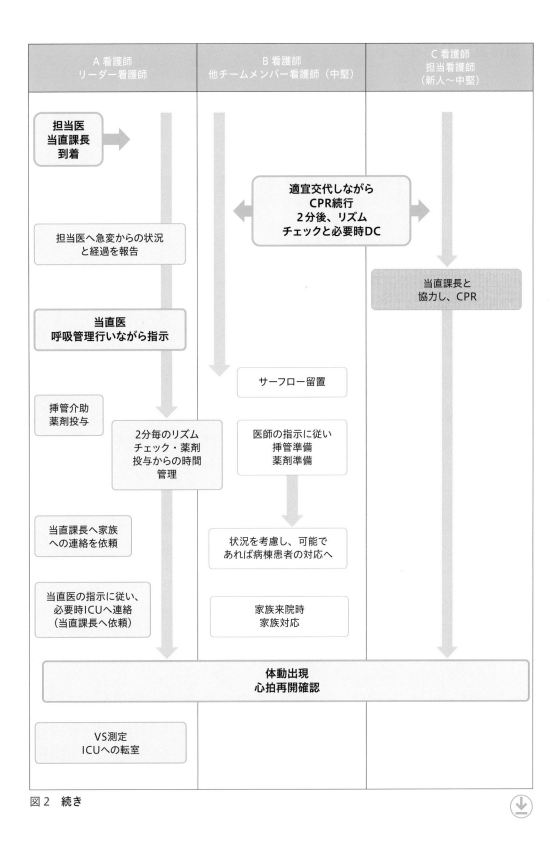

A 看護師 リーダー看護師	B 看護師 他チームメンバー看護師（中堅）	C 看護師 担当看護師 （新人～中堅）
担当医 当直課長 到着		
	適宜交代しながら CPR続行 2分後、リズム チェックと必要時DC	
担当医へ急変からの状況 と経過を報告		当直課長と 協力し、CPR
当直医 呼吸管理行いながら指示		
	サーフロー留置	
挿管介助 薬剤投与	2分毎のリズム チェック・薬剤 投与からの時間 管理	医師の指示に従い 挿管準備 薬剤準備
当直課長へ家族 への連絡を依頼	状況を考慮し、可能で あれば病棟患者の対応へ	
当直医の指示に従い、 必要時ICUへ連絡 （当直課長へ依頼）	家族来院時 家族対応	
体動出現 心拍再開確認		
VS測定 ICUへの転室		

図2　続き

121

研修実施のポイント

実施にあたって配慮・工夫した点

- 研修時間は勤務時間内として、身体的に負担がかからないようにしました。
- 1回あたりの開催時間を30分から60分以内として、集中力が保つように配慮しました。そして、トレーニングの人数を3から6名の少人数とすることで、日勤の合間に開催するなどの工夫をしながら、全員参加を目指すことができました。
- シナリオは、夜勤帯での心停止対応に不安があるスタッフが多かったため、夜勤の看護師数である3名を1グループとしました。
- グループは同じメンバーではなくて、いろいろなメンバーとグループを組むことで、デブリーフィングでの意見をより多面的に引き出すことができると考えました。

進行する上で注力したこと、気をつけた点

デブリーフィングをするときは、できていないことばかりではなくて、必ずできたことを情報共有することが大事となります。

デブリーフィングのときに発語がなければ、ファシリテーターが、「重要なポイントに気づいた方はいませんか？」「何故できたと思えたのですか？」「もう少し詳しく教えてください」「どういう役割を果たせましたか？」など誘導的な質問をしていきます。

1シナリオごとにグループ間での話し合いの機会をつくり、改善することやチーム医療の進めかたを検討しています。十分にデブリーフィングできる時間を与えることが大事です。

デブリーフィングのみではなくて、同じシナリオをくり返すときもブリーフィングをして目標設定をしてから、再度トレーニングをするようにも進めていきました。

毎回、シナリオ作成時には、前回のトレーニング結果とみんながデブリーフィングをした結果をもとに作成していました。

デブリーフィングでは、チームで行った蘇生の進め方やチームメンバーの果たすべき役割分担などを振り返り、自由な意見を通してさまざまな情報収集をします。そして、集めた情報を分類・分析して、グループ内で改善すべき問題や解決の方法、次の行動への新たな試みなどを話し合いによって練りこんでいきます。加えて、話し合った内容を簡潔にまとめて、次のステップに進めるように具体化します。このようにデブリーフィングすることで、同じシナリオでも違うシナリオでも対応できる力を導き出すことができると思います。

受講者の反応・成果、今後の課題

ポイントを絞った、少人数での院内心停止対応トレーニングの効果を検証しました。トレーニング効果をみるために、病棟で発生した心停止事例の蘇生の質を、看護記録か

ら時間をさかのぼって状況を把握する「後ろ向き研究の評価」を行いました。「認識及び救急対応システムへの出動要請」「即時で質の高い CPR」「的確な電気ショック」「ALS」「正確な記録」を大項目とし、さらに合計 26 の小項目に分類しました。大項目の得点を、満点に対する得点率として算出し、シミュレーション開始前 12 例と開始後 11 例で平均得点率を比較しました。

　結果は、大項目すべてにおいて平均得点率は向上していました（最大 70.17％、最小 15.23％、平均 36.59％）。得点率の向上が最も低かった項目の「即時で質の高い CPR」については、CPR の評価が記録に残っていないことが多いため、前後共得点率が低くなっていました。

　結論として、本検証においては、部署内でのデブリーフィングから抽出した問題点に沿って、シミュレーションを重ねることで、蘇生の質を向上させることができたといえます。看護師が問題点を認識し、自らシナリオ設定することで、例えば 3 名夜勤のときにどのように動くかなど、リアルなトレーニングとなり、効果が上がったと考えられます。また、少人数、短時間のトレーニングをくり返すことにより、全員参加が可能となり、部署全体のレベルが底上げされたと思われます。

　また、少人数で短時間のトレーニングをくり返すことで、全員参加が可能となり、部署全体のレベルが底上げされたと思われます。

　しかし、CPR の質の評価は事後検証が困難であり、今後は現場での評価や処置終了後、即時のデブリーフィングが必要であると考えられます。

現場スタッフへのチーム STEPPS 研修

東邦大学医療センター大森病院 医療安全管理部

森田典子、降旗理恵、渡邊正志

取り組みの背景

　チーム STEPPS（"TeamSTEPPS®"）は 2005 年米国で発表された医療現場改善ツールで、米国国防総省と医療研究品質局の協力のもと開発されました。「Team Strategies and Tools to Enhance Performance and Patient Safety」（チームの遂行能力を向上し患者を安全にする戦略とツール）の略で、チームを活性化して、医療を安全にするツールと戦略です[1, 2]。当院においては、チーム STEPPS を学ぶことにより、チーム医療を実践できるのではないかと考え、この研修を院内で定期的に行っています。導入にあたっては、当初、まる 1 日のチーム STEPPS 研修をセイフティマネジャ対象に開催し、これに参加したスタッフが自身の医療現場に戻り、研修会を主導する形で実施されました。航空分野で開催されているクルー・リソース・マネジメント（Crew Resource Management : CRM）をイメージして始めたのですが、院内で何度も参加することが多かった研修医が「また、茶番劇か」と言ったことより、当院では愛情を込めてこの研修を茶番劇研修と呼んでいます（図 1、2）。

　病棟研修の意義としては、まさに参加して、話し合うことで、これによりチームであることが認識されます（図 2）。チーム STEPPS の病棟研修を繰り返して行っていくうちに、この研修は新入職者の研修にも取り入れた方が良いとの意見があり、新入職者研修においてもこの研修を加えることになりました。

TeamSTEPPS のツール活用

　チーム STEPPS の戦略概念は奥深く、ツールも多く、短時間の研修で知識も技能も身に着くのは難しいと思われます。どちらかというと、わかりやすいツールを覚えて、それを使っていくうちに、戦略概念を学んで行くのが良いように思います。当院において行っている現場スタッフへのチーム STEPPS 研修は、まさにツールの使い方を覚える研修です。したがって、研修時にツールの使用を実践して、うまくいくこともあれば、使っても思い通りにいかないこともあり、その実践のなかでうまくいく工夫を自ら学んでいくように参加者にお願いしています。まずは、ツールを覚えることが大切だと考え、職員全員に配布するポケットマニュアルに代表的ツールを掲載しています（p126 図 3）。掲載しているツールはリーダーシップ、ブリーフ、デブリーフ、ハドル、2 回

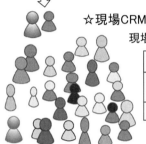

シミュレーションベースの チームSTEPPS研修

☆東邦大学3医療センター　医療安全研修会

リーダー研修（80人程度　多職種シャッフル1チーム　7–8名）

8:30–8:50	8:50–9:10	9:10–10:00	10:00–12:00	12:00–13:00	13:00–15:00	15:00–16:45	16:45–17:15
魔法の杖自己紹介	なぜチーム医療	チームの鎖	TeamSTEPPSのツールと戦略	昼食	シナリオ作成	シナリオ演技発表	デブリーフィング
チーム活動	講演	チーム活動	講演		チーム活動	チーム活動	チーム活動

☆現場CRM研修会（茶番劇）　　CRM（Crew Resource Management）

現場・病棟研修会（30人程度　看護師・医師・薬剤師・栄養士など）

15分	15分	30分	2-3分x5	10分
チームの鎖	TeamSTEPPSのツールと戦略	シナリオ作成	シナリオ演技発表	デブリーフィング
チーム活動	講演	チーム活動	チーム活動	チーム活動

てきぱき　テキパキ　時間厳守　90分

図1　チームSTEPPS研修導入期の研修内容

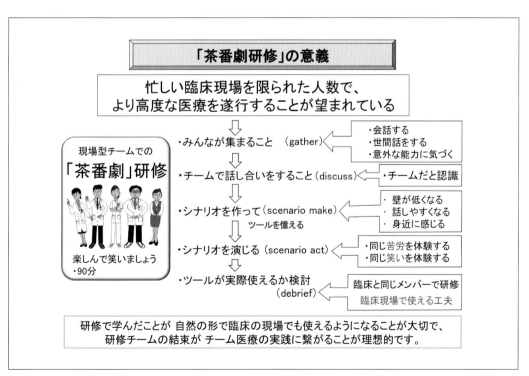

図2　茶番劇研修の意義

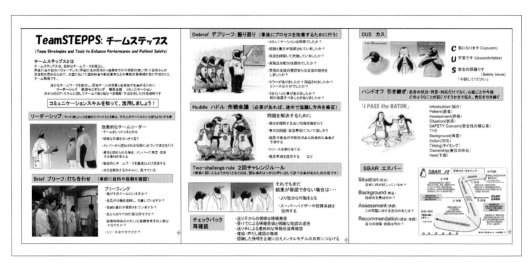

図3　ポケットマニュアル資料集

チャレンジルール、CUS、チェックバック、ハンドオフ、SBAR です。

　ブリーフ（打ち合わせ）、デブリーフ（振り返り）、ハドル（作戦会議）のリーダーシップツールは、発生したうまくいかなかった事例を振り返って検討します。ほとんどの参加者は過去にこのツールを使用しておけば、事故が起きなかった、あるいは重症化しなかったと思う事例も経験しており、情報共有のためのこれらの会議が主体的に開催されることが求められています。

　2回チャレンジルール、CUS（カス）（気になります - 不安です - ストップしてください）は 相互支援ツールです。相互支援は一人ではどうしようもない相方あってのツールで、自身やほかの人が投げた懸念を相方がしっかりキャッチし、相方が投げた懸念を自身やほかの人がキャッチする、結果、投げられた懸念が表明されるもので、投げた、キャッチした、の流れが相互に伝わり合わないとうまくいかないツールです。お互いにツールの流れを知らなければ伝わらずうまくいきません。相互が研修等でツールを学んでいなければ形になりません。

　チェックバック（再確認）、ハンドオフ（引き継ぎ）、SBAR（エスバー）（状況 - 背景 - 評価 - 提案）はコミュニケーションツールです。情報や状況、懸念をうまく伝える工夫です。

　参加者にはこれらのチーム STEPPS のツールを講義や読み合わせで学んだあと、研修グループごとにうまくいかなかった事例を振り返り、過去のうまくいかなかった事例を、ツールを使ってうまくいった事例に変えるシナリオを作成してもらい、シナリオを即興で演じてもらっています（図4）。かなりシビアになったり、笑えたりして、「茶番劇研修」は受講者の満足度も高く、お勧めしたい研修です[2]。

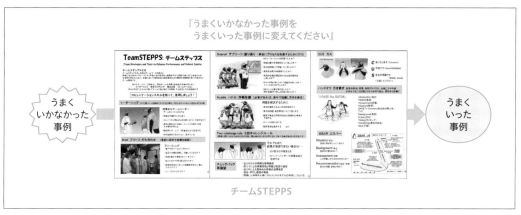

図 4　チーム STEPPS ツールの活用法

研修・実践内容

　新入職員対象の研修、病棟研修の 2 種類を行っています（表 1）。

新入職員を対象とする「茶番劇研修」

　医師、看護師、薬剤師、技師、事務職等すべての新入職員が対象です。新採用である警察 OB も含まれます。6 月、11 月の土曜日、午前と午後に分けて各 3 時間半、それぞれ 6 ～ 8 人、職種ミックスで、予め主催者がグループを分けしています。6 月、11 月ともに同じグループメンバーとなっています。6 月には MRI 吸着防止の研修、医療ガスの研修も同時に行っていますが、いずれの会もメインはチームワークを高める「茶番劇研修」です。医療安全管理委員会と看護部安全対策委員会が主催します。

▶▶ 案内方法・研修の進めかた

　研修受講者向けの案内文書を参加者に渡しています。研修目的、日時、場所、対象、研修内容・講師のほか、研修参加にあたっての注意事項を記載し、研修スケジュールもつけます（p128 図 5）。

　病院に隣接する医学部または看護学部の教室が会場で、公務として所属長の指示に従って打刻、服装は自由、職員証を所持して参加してもらっています。

　チーム STEPPS スライドを作成して講義を行っています（p129 図 6）。

表 1　茶番劇研修対象者、研修実施回数、実施時期

	研修名	研修対象者	研修実施回数	実施時期
A	新入職員研修	全新入職員	年 2 回　各半日	6 月、11 月
B	病棟研修	病棟・医局	各病棟　年 1 回 60 分	11 月から 3 月

6月　セイフティーマネジメントⅠ研修スケジュール

時間	予定	担当
8：30〜8：35	挨拶　　オリエンテーション	
8：35〜9：05	チームコミュニケーションについてどこが悪いか、どうしたらいいか、現状はどうか、より良くするためにはどうしたらいいかを話し合う。（30分）	00師長／GW
9：05〜10：05	チームステップスの講義（45分）　ERビデオ（15分）	00先生
10：05〜10：45	より良いコミュニケーションシナリオを作成し（25分）、茶番劇を演じる（15分）	00師長／GW・発表
10：45〜10：55	休憩	
10：55〜11：35	医療ガス講習　（40分）	00商会
11：35〜11：50	MRIについて（15分）	中央放射線部：00さん
11：50〜11：55	研修を通してチーム医療に関して取り組もうと思ったことを「宣言書」として記入する。　　アンケートの記入（5分）	
11：55〜12：00	まとめ（5分）	

12月　セイフティーマネジメントⅡ研修スケジュール

時間	予定		
8：30〜8：35 13：30〜13：35	挨拶　　　　（PM：00） オリエンテーション		宣言書　　（研修医）
8：35〜9：05 13：35〜14：05	チームの鎖 　作業者5名、評価者1か2名（評価表説明） 1セット5枚×3セット 　（基本／片手＋無言⇒討議⇒みんなで！）		新聞紙　紙 のり1はさみ2 ごみ袋　おしぼり 評価表
9：05〜9：30 14：05〜14：30	各グループで、研修Ⅰで記入した約束カードを1人ずつ発表し、メッセージ交換。		
9：30〜9：55 14：30〜14：55	思い出してみよう！　　　　20分 　　　　（チームステップスおさらい。） シミュレーションの説明　　　5分		
9：55〜10：35 14：55〜15：35	場面を設定して「SBAR」「CUS」「2チャレンジルール」「ハドル」「チェックバック」を組み入れたシナリオ作成 ＊自分が体験した場面を各自が発表。 その中から1つ場面を選ぶ（場面設定：10分　シナリオ作り：20分〜30分）		
10：35〜10：50 15：35〜15：50	休憩15分　（移動を含む） 各場所へ移動：1〜6G/第3講義室（そのまま） 7〜12G/第4講義室		3講： 4講：
10：50〜11：40 15：50〜16：40	発表7分×6G　（発表3分＋講評4分） 〇発表者は、シナリオにどのようなツールを使用したか発表する。 〇前のグループ者は講評する。 　　例：6G→1G　　1G→2G 〇ツールの活用や演技力がよかったと思うグループ2つを投票用紙へ記載してもらう ＊発表が終わったら、7〜12Gは第3講義室へもどる。	1〜6G、7〜12Gに分かれて発表	配役プレート クリップ 紙・太字ペン（突拍子もない役を書く） 投票用紙
11：40〜11：50 16：40〜16：50	優秀グループの発表・まとめ		賞品　8名×4G
11：50〜12：00 16：50〜17：00	アンケートの記入 宣言書に新たな項目があれば追記する。		アンケート用紙

AM　12グループ（6人グループ：10、7人グループ：2）
PM　12グループ（6人グループ：7、7人グループ5）
・「チームの鎖」は「基本6人（観察者1名＋作業者5名）」。
　　7名のグループは2人が観察者となる
・シナリオにはグループ全員配役しなくて良いことを、繰り返し説明する。
　　（全員に無理矢理セリフをつくり時間がかかる）
研修担当：医療安全管理部：
　　　　　　看護部安全対策委員会：

図5　新入職員研修のスケジュール例（6月：セイフティーマネジメントⅠ研修、11月：同Ⅱ研修）

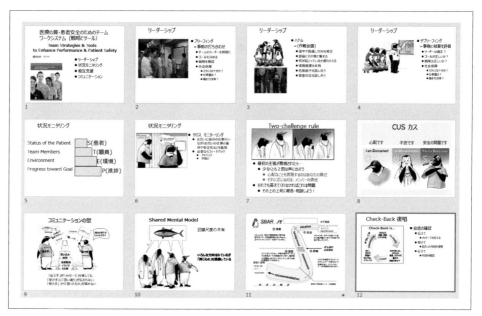

図6　チーム STEPPS 講義スライド例（抜粋）

病棟「茶番劇研修」

　病棟での研修は病棟主催で 11 月から 3 月まで、各病棟 1 回以上、年中行事になっています。ほとんどが比較的最近、自部署で問題となった事例を振り返りする形で行われています。60 分程度で、午後勤務後に 3 職種以上、病棟ごとに日時、場所を設定して開催されています。ポケットマニュアルが研修資料となっており、集まった人で読み合わせ等が行われています。各病棟で選ばれた安全係が担当者となって、予め基本となる事例を設定して、それに従ってシナリオ作成をしています。図 7 にシナリオ例を 1 例、

下記の内容をチーム STEPPS を活用しシナリオを作りましょう！医師、薬剤師、着護師他職種が関わる事例を作成！	
2018 年 00 月 00 日	褐色尿。咳。痰。発熱あるも改善なくそれから 4 日後に救急外来受診。各種検査実施し画像上両肺野にスリガラス陰影を認めており急性肺炎にて入院。 入院時　呼吸音　清　咳嗽＋　BT：40.1　BP 140/78　CRP：H28.3　Na：131　K：4.1 WBC：7.3　呼吸音減弱 清　呼吸数：28　呼吸苦の自覚なし、喘鳴なし
4 日後の（日曜日）の日勤	酸素化不良継続指示に従い酸素∪ P 朝 9 時 4L ⇒ 15 時 8L 投与するが SAT90% 前後で経過
15 時	バイタルサイン　BT：39,3　HR：101　RR：28　BP：102/56
15 時 20 分	当直医 A へ現状を報告、当直対応が忙しく順番に対応とのこと
16 時 30 分	当直来棟せず、酸素化不良が続いており再度当直医 A　コール　内科当直引き継ぎ、17 時以降、呼吸器内科医師が当直となるため、そちらへ報告してほしいとのこと。その間、患者の状態は変わらず
17 時 30 分	病棟来棟中の内科当直医 B へ現状報告 呼吸器医師も同時に来棟あり。診察の上ステロイド投与と酸素指示変更となった

図 7　病棟茶番劇シナリオ例

【●・▲合同 茶番劇実施報告】 開催日：令和○年○月○日　17：10 〜 17：50 参加者：25 名：看護スタッフ 18 名（●：10 名、▲：7 名）、医師 8 名（診療科：糖内・血内・膠 　　　　原病・皮膚・心内）、薬剤師 1 名（▲）、栄養師 1 名 場所：533・5 号館地下通路 実施内容：533 に集合し、4 グループに分け以下の事例を基にシナリオ作成。　時間の都合上、1 グ 　　　　ループのみ 5 号館地下通路で実演。　その後、全員で振り返りを実施。 必要物品：ストレッチャー	
内科　肺炎で入院している 80 代の患者 GCS：E3：V4：M5.　意識レベル清明とはいえない 酸素 3L　ナザールで送気している	
胸部 CT 出棟のため、ベッドで看護師とヘルパーで搬送している。 5 号館地下通路の途中で、突如 SpO$_2$：82% まで低下 !! 徐々にチアノーゼも出現し始めている !!!	
看護師が患者の異変に気付き、CT 室に向かいながら病棟クラークに担当医の PHS 番号を聞くため 連絡。 その後、担当医 PHS に連絡し、報告するが、上手く伝えられず電話を切られてしまう。 その後、SBAR、CUS、2 チャレンジルールを使用し、もう一度担当医へ報告。 担当医は現場に向かいながら、処置室に連絡し、処置室で処置を実施。 患者の状態は改善。その後、担当医と看護師でデブリーフィングを実施した。	

図 8　病棟茶番劇報告書例

急変時の対応	• アナフィラキシーショックを起こした患者の事例 • 気管支喘息患者の呼吸状態悪化事例 • 出産後の呼吸状態悪化により人工呼吸器管理となる事例 • 気管チューブ自己抜去を発見した場面 • ベッド搬送（看護師とヘルパー）中、5 号館地下通路で SpO$_2$ 値が低下。 • ベッドで意識消失している患者を発見。看護師の半数が昼休憩中。 • トイレ前で仰向けに倒れている患者を、通りがかった看護師が発見。 • 採血中の意識レベル低下
状態変化	• 血液型不適合腎移植時の輸血 • 術後患者が転倒し、後に状態変化（嘔吐・麻痺・バイタル急変）した事例 • 脳梗塞加療中に抗凝固剤内服中の患者に、血尿が診られた場面 • 夜間嘔吐があったが腹部症状観察せず、翌朝イレウスが発覚した事例
患者誤認	• 医師による注射実施時の患者確認場面 • ワソランを他患者に投与した患者誤認事例
対 応	• 休薬対象薬を内服していた患者への対応 • 外来・病棟間での電話確認に時間がかかり苦情となった事例

図 9　病棟茶番劇事例（一部紹介）

示します（その他の例 ⬇）。

　また、各病棟で実施した後には、報告書を提出してもらっています（図 8）。病棟で
の事例を紹介します（図 9）。

研修実施のポイント

- 忙しい業務の合間を縫っての研修で分刻みのテキパキした研修が望まれます。茶番劇の際の人の入れ替えは時間がかるため、テキパキすることにより満足度が上がります。
- 臨床現場で実際に起こった事例を研修時に振り返ります。そうすることで実際現場ですぐに学んだツールを使うことができます。
- 病棟での茶番劇の企画・実施には医療安全担当者もアドバイス役として参加しています。
- 新採用者の研修の2回目は同じメンバーで研修をすることで仲間意識を深め、研修を通じてチームになり、現場でのコミュニケーションがスムーズになることを目指しています。
- 茶番劇では演じる職種はできるだけ自身とは違う職種とし、なりきって演じ、相手の立場を理解することも重要となります。
- おやつを準備し、チームのメンバーで和気あいあいとシナリオ作りに取り組むようにしています。
- ほとんどのシナリオがほぼ同じ流れになっています（**図10**）。

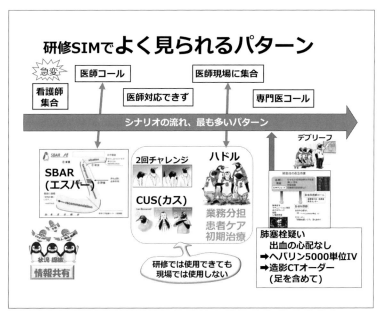

図10 よく見られるシナリオのパターン（肺塞栓）

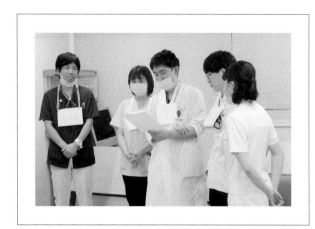

実施時の研修風景の写真

受講者の反応・成果、今後の課題

　参加者のアンケートでは他職種のメンバーと交流が持て意見交換ができた、仲間意識が高まった、現場で報告時にツールが使えそう、と言った意見が聞かれています。

　チームSTEPPSのツールを使えばうまくいかなかった事例をうまくいく事例に変えられることを実感できます。体験型研修によって、現場でツールを使えるようになれば、エラーが減ったり重症化を防げたりします。

　インシデント・アクシデント報告を見ていると、その改善策にチームSTEPPSのツールを使っていれば防げたとするものがよくみられます。

　これまで10年間の研修への取り組みにより、院内でのちゃぶ台返し（チーム医療を破壊する言動）が減少してきました。チームSTEPPS研修を活性化して、チームSTEPPSのツールと戦略を診療プロセスに組み込むことがチーム医療不全を改善する方法だということが見えてきました。特に、ブリーフ・ハドル・デブリーフを積極的に取り込むように、リーダーは心掛ける必要があります。

　2回チャレンジやCUS（カス）（気になります-不安です-ストップしてください）は相互支援ツールであるため、相手が研修に出ていなくて、ツールについての知識・技能を習得していないと、臨床の場では使えない場合があります。

　また、現行の研修では、覚えるツールが限られています。別のツールと戦略を覚える研修を開催する必要があると考えています。

　さらに、一部のツールにおいて、使い方が誤っているものがあります。SBARにおいては、誰に連絡するかは非常に大切です。具体例として、術後の尿閉に対して、SBARで研修医を呼んで、研修医はフォーリーカテーテルを挿入したが、担当医としては、導尿にとどめておき、フォーリーカテーテルの挿入はまだ先だと考えていたことがありました。この結果、研修医と担当医との対立（コンフリクト）が生じています。対立の回

避には DESC スクリプトをお勧めします（以下 column 参照）。

チーム STEPPS のツールの多くが、懸念を伝えたり、懸念を共有するためのツールですが、たとえ、医師に懸念が伝わっても、その先が問題で、緊急で対応できるシステムを有していないと形にはならなく、指をくわえて待っているだけになり得ます。

チーム STEPPS のツールと戦略が、臨床現場において普通に使用されるようになるためには、「茶番劇」の舞台が研修の場より、臨床の場に移り、当然使用すべきツールとして認識されるようになる必要があります。

注）チーム STEPPS の資料等の活用について：チーム STEPPS の資料等は、米国連邦政府が著作権を保持し、営利目的での利用は制限されています。また日本国内での院外での利用については種田憲一郎氏が正式な承諾を得て管理を委託されています。

■■■参考文献

1) TeamSTEPPS® :National Implementation. Agency for Healthcare Research and Quality. http:teamstepps.ahrq.gov
2) 渡邊正志, 他. TeamSTEPPS とは何か　チームで取り組む医療安全文化の醸成. 看護展望 39（12）. 2014, 1046-1055.
3) 中原るり子, 他. 茶番劇型研修モデルによるチーム医療研修の試み（Medical Team Training Trials through Chabangeki-type Training Model）（英語）. 医療の質・安全学会誌 7（3）. 2012, 218-227.

column

チーム医療における DESC スクリプト

DESC とは下記の描出する、表出する、提案する、帰結を示すという英語の頭文字です。スクリプトはセリフを書き込むひな形のことです。

Describe　描出する	特殊な状況であることを描出する
Express　表出する	その行動についてのあなたの懸念を表出する
Suggest　提案する	他の代替案を提案する
Consequences　帰結を示す	帰結が言明されるべきである

このひな形を使って、コンフリクトを生じている相手に自分の意見を伝えるわけですが、私を主語にすることがポイントとなります。私とあなたのコンフリクトですが、下記に示すシナリオで解決できますか？

D	（私は見ました）徹底した多職種チーム医療が求められているのに、積極的にはチームに入ろうとしないあなたを見ました。今からを乗り切るには多職種チーム医療しかないと思います。
E	（私はあなたが）自分のことばっかりで、自らチームの一員に入らないこと、なぜなのかわかりませんし容認できません。
S	（私は）多職種チーム医療を実践するにあたって、最も大切なのはあなたの協力だと考えます。あなたも多職種チームの一員となり、率先して、チームスタッフの心理的安全性を確保するための声出しを行ってください。
C	（私は考えます）すべてのスタッフが、恥ずかしさを感じずに質問をし、情報を提供できるようになれば、学びの場ができます。メンタルモデルが共有できるようになります。（私はやります）あなたも協力ください。

チーム医療を行うことが前提で、やりかたなどがコンフリクトの原因であれば、チームの一員になって精進しますという宣言が帰結になるものと思います。DESC は、個々のチームメンバーのアカウンタビリティ（主体的に動く）を誘発するシナリオになる可能性があります。ぜひとも、実践してみてください。

チームSTEPPSを利用した看護師の
ノンテクニカルスキルの向上

公立大学法人大阪 大阪市立大学医学部附属病院 （1）看護部 安全対策委員会 副師長、
（2）看護部 安全対策委員会 師長、（3）看護部 副部長

山野靖子[1]、市村由紀乃[2]、荒井文恵[1]、中西麻美[1]、太田麗子[1]、大河内 香[3]

取り組みの背景

　　当院は大阪市内唯一の大学病院であり、地域医療における中核病院として高度な総合医療機関の役割を担っており、病床数887床、23病棟（2020年4月現在病棟再編中）で運営しています。

　　看護部内には8つの委員会があり、師長、副師長、看護主任と看護部副部長がこれらの委員会の構成員として所属しています。看護部の安全対策委員会は月1回委員会を開催しており、院内の「医療の質・安全管理部」と連携し、医療安全に関わる管理体制を整え、医療事故防止および再発防止の推進、各部署の安全対策委員・看護師への教育、安全面からみた5S活動の維持・推進、看護手順の作成・改定・運用及び活用促進のための活動を行っています。

　　2018年度は、安全で質の高い看護を提供できる看護師の育成のため、安全対策委員会の副師長が、副師長会と連携しテーマを決め活動を行いました。各部署には安全対策委員がおり、委員会からの伝達事項を伝え、部署での安全対策のための活動を支援しています。また、年1回、委員会による部署安全対策委員の集合研修会を行い、学習と情報交換の場としています。

　　副師長会は看護部の理念に基づき、看護部の目標の達成と組織の円滑な運営に取り組み、副師長としての資質の向上を図ることを目的として運営を行っており、毎月1回開催しています。

　　私たち、安全対策委員会副師長グループは、スタッフ育成のための年間活動テーマを設定したいと思っていました。そこで、院内で発生した急変に至るインシデント報告をもとに要因の分析を行いました。その結果、看護師がバイタルサインを正しくアセスメントできるようになることと同時に、医療スタッフ間のコミュニケーションスキルを向上できるようになることが必要であると考えました。当院には、防ぎ得た急変を撲滅することを目的とした教育プログラムが導入されていますが、医療従事者間、特に他職種間のコミュニケーションに生かしきれず、うまく使えていないため不安を感じているという看護師の意見を私たちは聞いていました。また、米国医療施設評価合同委員会によ

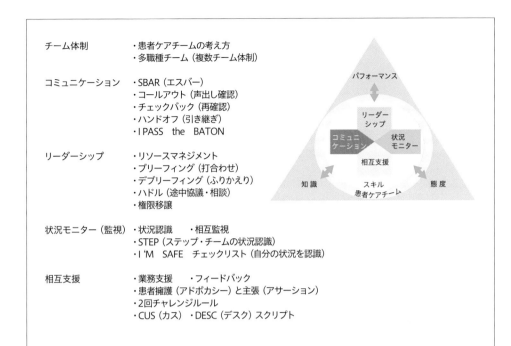

図1　チーム STEPPS の基本理念

る警鐘事例の原因解析 [1] によると、全体の 3 分の 2 にコミュニケーションエラーが関係しているとされており、医療者間のコミュニケーションの確実性をいかに高めるかということの重要性がいわれています [1]。

　そこで私たちは、医療スタッフ間のコミュニケーションスキルを向上させることを目的とし、グループの年間活動のテーマを「チーム STEPPS を利用した看護師のノンテクニカルスキルの向上」に決定しました。チーム STEPPS（"TeamSTEPPS®"）とは、Team Strategies and Tools to Enhance Performance and Patient Safety の頭文字をとったもので、「医療チームのパフォーマンスと患者安全向上のための医療チームの考え方と方法」、米国から発信された良好なチームワークを形成して医療事故を減少させる行動ツールのことです [2]（**図1**）。活動に先駆け、私達全員が院外のチーム STEPPS 研修会の受講を修了し、研修会で学んだことを生かして取り組みました。

研修・実践内容

研修を行うための調査と企画

　私たちは、看護師が苦手としているコミュニケーションスキルの種類を把握するため、2017 年 4 月から 2018 年 3 月の、部署における医療従事者間のコミュニケーションエラーが関連すると考えられるインシデント事例について、副師長会にて調査を行いました。各部署において副師長が特に印象深いと感じたインシデント事例については、具

体的に報告してもらいました。

その結果、不足していたと考えられるノンテクニカルスキルは、ハンドオフ：55%、SBAR：25%、チェックバック：12%、2回チャレンジルール：6%、CUS：6%などであることがわかりました。また、ストーマ造設術後1日目の食事再開予定の患者に、医師の禁食延長の指示が伝わらなかったため誤って配膳してしまった事例のように、ハンドオフやチェックバックなど、複数のノンテクニカルスキル不足が組み合わさり、インシデントにつながっている事例も少なくないこともわかりました。

そこで私たちは、コミュニケーションエラーによるインシデントの減少を目指すことを目的に、部署安全対策委員の集合研修会を企画しました（**図2**）。

実践・指導者である部署安全対策委員を対象とし、目標を次の3つとしました。

①ノンテクニカルスキルを理解する

②ノンテクニカルスキルをスタッフへ指導・伝達できる

③ノンテクニカルスキルを活用できる環境をつくる

部署安全対策委員各位

○年○月○日

看護部　安全対策委員会

部署安全対策委員研修

日時：○年○月○日　○時○分～○時○分

場所：病院○階第○会議室

ねらい：TeamSTEPPSにあるコミュニケーションスキルを理解し、活用することでコミュニケーションエラーによるインシデントを減らす

プログラム

時間	内容	担当
14:00 ～ 14:03	研修の説明	委員長
14:03 ～ 14:23	TeamSTEPPSについて ～コミュニケーションスキルを理解する～	進行：副師長A 担当：副師長B
14:23 ～ 14:28	グループワークの説明	副師長A
14:28 ～ 14:33	ロールプレイ	副師長6名
14:33 ～ 15:10	グループワーク（司会・書記を事前に決定） ロールプレイを見て ・「何が良くなかったか、何が問題か」問いかける ・その後コミュニケーションスキルで使えるものはあるか問いかける ・部署で今後に生かせるものはあるかなど引き出すように働きかける ・終了5分前に発表用にまとめるように声をかける	委員会メンバー全員
15:10 ～ 15:15	グループからの発表(3グループ程度あてる)	
15:15 ～ 15:25	委員会各グループからの伝達事項	
15:25 ～ 15:30	まとめ	看護部副部長

持参物品
・医療安全管理規定マニュアル集

事前課題
・添付資料内容について予習する
（病棟部門は部署の副師長にTeamSTEPPSについて聞いておく）
・その他質問あれば部署安全委員担当委員まで連絡してください。

図2　部署安全対策委員研修レジュメ

研修の方法

　研修方法は、臨床判断能力を身につけるにはマニュアルや講義の教育では限界がある
といわれており、体験しながら知識と実践力を身につける方法が推奨されています。そ
こで私たちは、ノンテクニカルスキルの講義と、ロールプレイで再現して学ぶ研修を企
画しました。

　具体的には、チームSTEPPSの概要と、副師長会で行った事前調査の結果から特に
おさえてほしい相互支援やコミュニケーションツール（2回チャレンジルール、CUS、
SBAR、ハンドオフ、チェックバック、コールアウト）を中心にしたノンテクニカルス
キルの講義を行いました。

　次に、実際に院内で発生した後述のインシデント事例をもとにしたロールプレイを展
開し、ノンテクニカルスキルをどのように使用して対応すればよかったのかを話し合う
グループワークを行いました。

　ロールプレイの事例は、慢性硬膜下血腫除去術当日、採用3年目の受け持ち看護師
が、患者の硬膜下ドレーン排液量と性状の異常に気づきますが、電話で相談した当直医
に「君、慢硬みたことないやろ。ジャカジャカ出たら言って」と強い口調で言われてし
まったため、受け持ち看護師はそれ以上何も相談できず、そのまま様子観察のみ継続
し、翌朝の主治医診察後、緊急CTにて硬膜下ドレーンを再固定することになったイン
シデント事例を題材にしています（図3）。

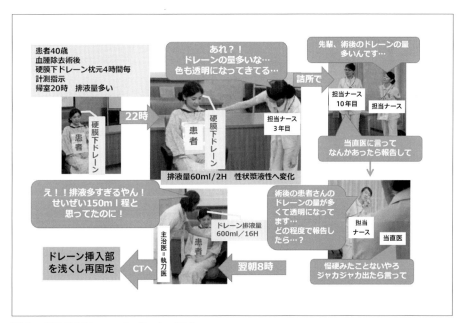

図3　当院事例をロールプレイで紹介

研修実施のポイント

　私たちは、研修中のロールプレイでは、登場人物役としてセリフや動きを覚えて実演に臨みました。また一見して状況がわかるように、登場人物役はその役割を書いた紙を首に下げて明示しました。グループワークではファシリテーターとして参加しながら、部署安全対策委員のいろいろな意見や気づきを引き出し、部署で明日から生かせるものは何か、など意見が出るよう関わりました（図4）。

　部署安全対策委員がグループワーク時に活用できるよう、近畿大学医学部附属病院安全管理部医療安全対策室作成の TeamSTEPPS® ハンドブックを参考に、ノンテクニカルスキルを明示したコミュニケーションカードを作成し、グループワークの各テーブルに資料として準備しました（図5）。

　また、部署安全対策委員が活動しやすくなることを期待し、委員の活動を支援する病棟および中央部門の副師長に対しても、副師長会の時間を利用して部署安全対策委員と同様の研修を行い、部署安全対策委員および副師長のそれぞれが部署で学びを共有し協

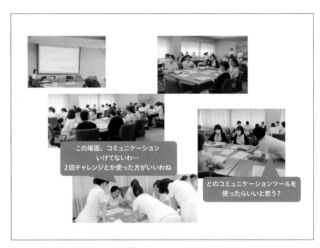

図4　安全対策委員・副師長による研修中の様子

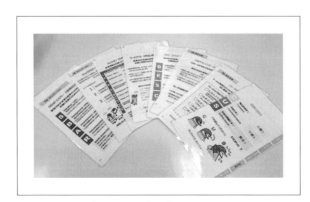

図5　コミュニケーションカード

力して活動してもらうようにしました。

　研修後には、それぞれの部署においてこれらのノンテクニカルスキルを活用し、部署
安全対策委員・副師長それぞれの立場からスタッフへ伝達してもらうよう依頼しました。

受講者の反応・成果・今後の課題

受講者の反応

　研修終了後に、参加者に研修内容についてアンケートを実施しました。部署安全対策
委員・副師長ともに、研修内容の理解が「できた」「まあまあできた」が100％、グルー

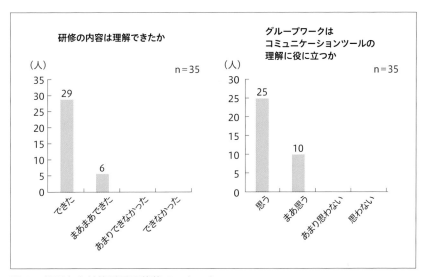

図6　部署安全対策委員研修後アンケート

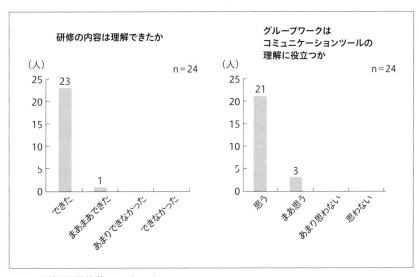

図7　副師長研修後アンケート

プワークはコミュニケーションツールの理解に役立つと「思う」「まあ思う」を合わせて100％を占めています（前ページ **図6、7**）。研修後の感想の自由記載には「ロールプレイがわかりやすかった」「部署のインシデントをもとにロールプレイを実施し振り返りたい」「研修で学んだことを後輩指導に役立てたい」「講義で紹介しグループワークの中でも使用したコミュニケーションカードを部署に取り入れたい」などの意見がありました。

この研修のグループワーク中に資料として使用したコミュニケーションカードは、部署でのインシデントの振り返りのときに使用したいなどのリクエストが多数あったため、研修で使用したものと同様のコミュニケーションカードを、全部署に配布し活用してもらうようにしました。

研修後の伝達の方法は、各部署の部署安全対策委員・副師長に任せることとしましたが、研修3カ月後に部署における活動状況を安全対策委員・副師長に確認したところ、75％の部署にて伝達講習を完了したとの報告がありました。具体的な活動内容は「コミュニケーションエラーによるインシデント発生時に振り返りを行う際に、研修での学びを共有し、活用方法について説明した」「研修資料を病棟内に掲示した」「特にコミュニケーションの苦手なスタッフに、医師への対応をチームSTEPPSのコミュニケーションカードを活用して話すよう指導した」「コミュニケーションカードの存在を周知し日常業務時、カンファレンス時など積極的に使用するようにしている」「部署での急変時の学習会にて取り入れ実際に行ってもらった」などです。また研修以降、日々の看護実践の場面でノンテクニカルスキルを使ったがうまくいかなかったことについて、部署安全対策委員から副師長を通して相談を受ける機会もありました。

研修の成果

2019年10月の調査結果によると、全部署の看護師が1年間に報告した医療者間のコミュニケーションエラーが関連する影響レベル1以上のインシデント報告件数は、活動開始前が全体の9.2％であったのに対し、活動後は13.3％と増加していました。これは研修後各部署の部署安全対策委員・副師長が部署で周知活動を行ったことにより、各部署の看護師がコミュニケーションエラーに対して関心が高まったことによる増加であると私たちは考えます。

しかし、全体の3分の2であるといわれる前述の原因解析（米国医療施設評価合同委員会）と今回の調査結果を比較すれば、コミュニケーションエラーが関連するインシデントの割合はまだ小さく、看護師が気づいていないコミュニケーションエラーの関連しているインシデントが存在していると考えます。さらに各自が関心をもって学習を深め、コミュニケーションスキルをさらに向上させることが今後の課題であると感じています。

私たちの当初の活動目的であったインシデント件数の減少には到達できませんでしたが、看護師のコミュニケーションスキルが向上することを期待し、各部署での活動状況やインシデント件数をモニタリングしながら、今後の活動内容に活かしていきたいと考

えています。

　医療従事者間のコミュニケーションスキルの向上や維持のためには医療従事者全員が常に問題意識をもち、積極的にノンテクニカルスキルの活用を継続する必要があります。病棟数や職員数の多い当院において、部署によりスタッフにノンテクニカルスキルを活用することについての熱意の差があることも感じています。ノンテクニカルスキルは、すべてのスタッフが学んだあと、日々くり返し使用して溶け込ませて初めて身についてくるものだと考えています。院内研修を直接受講した部署安全対策委員や副師長が、それぞれの部署のスタッフに対し継続して伝達し取り組む努力をすること、それを委員会メンバーがサポートすることで、部署内のリスク感性の向上は可能であると考えます。

　医療現場においてチーム STEPPS を大きく展開するには他職種との協働が不可欠ですが、対象が看護師だけでの活動では限界があります。今後は少しずつでも魅力ある医療チームづくりのために活動を継続し、他職種と協働していけるようになっていけたらと考えています。

　スタッフ参加型学習は、実際に生じる可能性があるリスクに対する認識を高める効果が期待できるといわれており、過去の事例を用いてロールプレイを行うことは、リスク感性の向上に有効であり、スタッフのノンテクニカルスキル向上への動機づけとなったと考えます。

今後の課題

　今後の課題としては、次の 4 つを考えています。
　①看護師だけでなく他職種を交えた横断的な活動
　②各部署で事例を用いたスタッフ参加型学習の継続的な実施
　③部署安全対策委員が副師長と連携した安全文化を根付かせる取り組みの継続
　④教育委員会と協働しアセスメント能力を高める働きかけの実施

注）チーム STEPPS の資料等の活用について：チーム STEPPS の資料等は、米国連邦政府が著作権を保持し、営利目的での利用は制限されています。また日本国内での院外での利用については種田憲一郎氏が正式な承諾を得て管理を委託されています。

■■■引用・参考文献
　1）落合和徳ほか．チームステップス〔日本版〕医療安全:チームで取り組むヒューマンエラー対策．東京,メジカルビュー社,2012, 192p.
　2）辰巳陽一．英語が苦手な人のためのチーム STEPPS ハンドブック．エルモ D2B,マーケティング株式会社,2016, 36p.
　3）山野靖子ほか．コミュニケーションエラー防止に役立つ！　ノンテクニカルスキルを活用した副師長会での取り組み．主任看護師 管理・教育・業務, 29(3), 2020, 107-112.

心理的安全性確保のための
アサーション研修

東邦大学医療センター大森病院 医療安全管理部

渡邊正志、森田典子

取り組みの背景

　今一番必要なノンテクニカルスキル研修は何かと聞かれたら、迷わず心理的安全性の研修だと答えます。心理的安全性を確保することにより生産性が上がるとの見解は、「心理的安全性」という言葉をネット検索すれば、いっぱい出てきます。この心理的安全性ということを最初に取り上げたのは、ハーバードビジネススクールのエイミー・C・エドモンドソン（Amy C. Edmondson）教授だと思います。『teaming』（チーミング）という本で紹介されたのですが、2014年『チームが機能するとはどういうことかTEAMING』[1] という題名で日本訳が出版されました。

　当時、チーム医療を推進したいと思っていましたが、動かない人が多く、形にならず苦労していました。院内でチーム医療に協力しようと動かないのは、自分の今ある状況に満足して変わらない方が良いと思っているからで、2つのパターンがあります（図1）。

　1つは、上位者が権威勾配があって当然とし、昔ながらの方法にこだわるもので、これは医師に見られることが多いと感じています。

　あと1つは中間や下にいる人のパターンで、現行に権威勾配の差があって問題がある

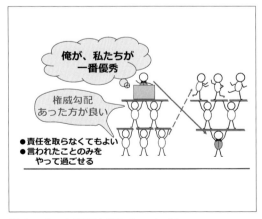

図1　チーム医療を阻む2つのパターン

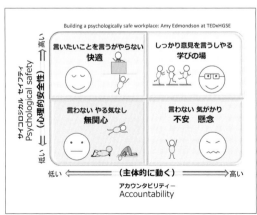

図2　サイコロジカルセイフティ（心理的安全性）とアカウンタビリティ（主体的に動く）

ことを知りつつ、権威勾配があった方が自分が責任を取らなくてもよい、言われたことのみをやって過ごせるからと責任回避するパターンです。自らの責任範囲が広がると、自身がすべきことを拒否したり、他者に強いたり、逃げたりと、多職種チーム医療を遂行するなかで、あるまじき行為に出る人もいるでしょう。また、いきなり上位者が下位に下がって、下位者が上位になる、そんな流れにはなり得ません。

　エドモンドソン教授のインターネット上の講演[2]で、「Psychological safety：サイコロジカルセイフティ（心理的安全性）」を縦軸に、「Accountability：アカウンタビリティ（主体的に動く）」を横軸に書いたものを紹介していました（前ページ 図2）。これを見て先述の、2つのパターンは理解できました。医師に多いものが、左上、中間や下にいる人のパターンは左下で、いずれもアカウンタビリティ（自身に権限がある職務についての説明をする義務のこと）が足りないようです。

　図2の右下は心理的安全性が確保できない人で、右上に入った人がチームとして機能することができるようです。つまり、右上にみんなが入らなければチーム医療は活性化しないようです。動かない人を動かすために、まずすべきは「心理的安全性」の確保だと考えました。

心理的安全性

　エドモンドソン教授の書籍『Teaming』（チーミング）の内容を概略します。

　心理的安全性とは、チームのメンバーがそのチームに対して気兼ねなく発言できるような場の雰囲気を指す心理学の言葉です。人前で声を出すと批判されるかもしれない、馬鹿だと思われてしまうかもしれない、おとなしくしていて、めだたないのが得策だという対人リスクがあります（次ページ 図3）。心理的安全性が確保されていない状況です。そんなリスクがある中では、チーム活動には参加したくないし、チームの一員にもなりたくない、これが本音だろうと思います。こんな中でリーダーがとるべき行動がこの本には書かれています。

　リーダーが親しみやすい人になる、現在持っている知識の限界を認める、などでリーダー自身の変革を求めています（次ページ 図3）。リーダーの変革により、みんなが意見を言い合える場ができ、これがチーム作りの土台となります。そうしてチームで学び合う研修の場、チーミングの場ができるというわけです。つまり、リーダー自身の行動で、メンバーは主体的に動きやすくなり、声も出しやすくなるということです。

　メンバーが主体的に動けたら発生を食い止められたという事故は案外多く起こっています。多職種チーム医療が求められているのに、声を出すのは自分の仕事ではない、声を出して叱られるのは最もいやだ、と思って声を出さないことが事故につながっています。心理的安全性が、主体的に動くこと、アカウンタビリティの原動力となります。しっかり意見を言うしやる、学びの場に入らなければ、学習しながら実行することの土台はできません。チーム活動がかみ合って活性化（エンゲージメント）すれば、職種のプロフェショナルになれます。心理的安全性の確保が、チームメンバーのメンタルモデルを共有させ、患者を安全にします。

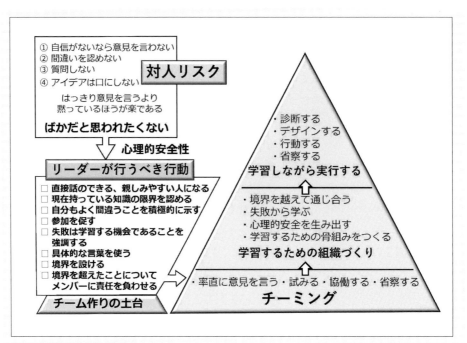

図3　チーミングの概念　エイミー・C・エドモンドソン著．チームが機能するとはどういうことか　Teaming：「学習力」と「実行力」を高める実践アプローチ．野津智子訳．英治出版，2014．より引用

アサーション研修のきっかけ

　「アサーション」（Assertion）という言葉は国公私立大学附属病院医療安全セミナー（大阪大学）に参加した際に、土方健次郎氏（航空会社 ANA）の講演にて学びました。上位者が会合や手技施行に先立って「気がついたらなんでもアサーションしてください」とお願いする、下位者が気がかりを「アサーションさせてください」と声だしする、上位者は「ありがとう」で返す、こんな社内ルールが ANA にはあるとのことでした（図4）。必ず声を出して懸念を伝えることで、事前に事故を防いだり、事故の程度を軽くしたりすることができます。お願いする - 声に出す - 感謝する流れを繰り返すことにより、安全な組織風土・文化の醸成に近づくというわけです（図5）。

　手技施行に先立ってのお願い「気がついたらなんでもアサーションしてください」や「アサーション、ありがとう」は心理的安全性を確保する言葉で、リーダーが行うべき行動と同様、歩み寄りの言葉になり、チーミングの場には必須の言葉となります。前出図3のリーダーが行うべき行動の下の2つ、「境界を設ける」、「境界を超えたことについてメンバーに責任を負わせる」にはドキッとしますが、チームを壊す行為、自分勝手な言動を禁じているものと思います。

　台湾の医療安全チームが当院を訪れた時、アサーションについての話をさせてもらったことがあります。チームの代表が、この流れは英語では Humbling、中国語では謙卑と言う、蔡英文総統が誕生した際のキーフレーズが「謙卑・謙卑・再謙卑、千杯・千

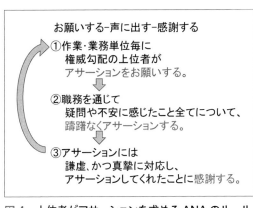

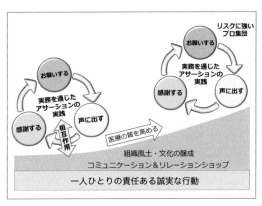

図4　上位者がアサーションを求める ANA のルール　　図5　お願いする - 声に出す - 感謝する

杯・再千杯」だったという話を教えてくれました。謙卑と千杯は同じ発音、センペイのようです。謙卑（けんひ・へりくだる）を辞書で引くと「相手を敬って自分を控えめにする。謙遜する。卑下する。」と書いてあり、「偉そうにしないこと」を私たちは「謙卑」ということにしました。千杯は「酒をかわすこと」です。チーム医療を実施していくなかで、この「謙卑」「千杯」は最も大切な概念だと思います。

▶▶ **リーダーに必要な能力〜『裸の王様』**

リーダーにはメンバーを尊重する、心理的安全性を確保する能力が求められています。例えば、アンデルセンの童話『裸の王様』の王様は皆を尊重することができていたのでしょうか。「馬鹿者には見えない布地」で作った服を着てパレードをしていて、子供に「だけど、なんにも着てないよ！」と言われた話です。「裸だ」と指摘され、すぐさま気づいて「ありがとう」で返せるでしょうか？　相手が子供であっても心が乱されます。理不尽な指摘なのか、根拠のある指摘なのか、もし、王様がしっかり聞き取り、子供に近寄り「なんでそう思うのか？」と聞いたら、子供が「きれいな服ですね」と言い返すことはないでしょう。童話では、子供に近づいたかは不明で、子供の声をきっかけに、皆が「何も着ていらっしゃらない！」と叫びだすなか、パレードは続いたというくだりになっています。

王様に謙卑が備わっていたら、「何も着てない、何も着てない、何も着てない」とつぶやいて、「子供の意見は正直でよい、ありがとう」と言っていたかもしれません。他人からの指摘を受けた時、相手の言葉を3、4回繰り返すことで、相手との距離が測れ、心の乱れを落ち着かせられます。相手の言葉がまとを得ていなくとも、相手を尊重して「ありがとう」で返す、そして次に、歩み寄る対応「もう少し詳しく教えてください」や距離を保つ対応「あとでゆっくり教えてください」は、心理的安全性に留意している言葉になります。童話の王様が、子供の声も皆の声もあるなか、どうしたのかは不明です。

▶▶ **アサーション研修が目指すこと**

アサーション研修は権威勾配を調節するための研修です。誰もが今、もっている権威を破られるのは嫌なものです（前出**図1**）。自尊心が崩された、無礼だと思った相手に

対して、反射的に怒りの感情がわく、ブロックするのは本来当たり前で、これを感謝で返さなければいけないのです。自分に対して向かってくるのが槍だと察知した際に払いのけるのが普通です。槍を受け取ることはしないし、まして投げた相手に感謝することなど無理です。

　リーダー自身が権威を振るうのは当然だと思っているかぎり、フォローワーは主体的に動けないようです。フォローワーの心理的安全性を確保するのはリーダー自身の責任です。リーダーが「謙卑、謙卑、再謙卑」と思いながらチームに近づかないと、医療を安全にできません。この、謙卑の精神を瞬時に表出する訓練がアサーション研修で、声も表情も研修に含まれます。「アサーション」が習慣化すれば自身を含めたチームメンバーの心理的安全性を確保でき、チームの学びの場を作れます。難しく考えず、チームSTEPPS[3]の相互支援ツールを使いやすくなる研修として、ぜひともお勧めしたいと思います。

研修実施方法

　概要は以下の図6の通りです。
　院内多職種のセイフティマネジャー100名を対象としています。

医療安全研修	参加型 / 医療安全主催	テーマ	心理的安全性確保のためのアサーション研修について
日時	月日午後時より約80分	対象者	セイフティマネジャー100名（医師・看護師・その他）
目的	先立ってのお願い「気がついたらなんでもアサーションしてください」や「アサーション、ありがとう」は心理的安全性を確保する言葉となります。相手は見ていて、あなたが信頼できると考えれば、声に出してくれますが、いばったり、ののしったりしていると、大切な情報はあなたに教えてくれません。他者の突然の声出しに、謙虚に、真摯に感謝ができますか？ 「偉そうにしないこと」、謙卑を学ぶ研修ですが、チームのパフォーマンスを高めるため、医療を安全にするのに大切な研修となります。		
進行	講義➡チーム参加型検討 （シミュレーションシナリオ読み合わせ） （シミュレーションシナリオの作成） ➡発表➡評価	「子供の意見は正直でよいありがとう」「だけど、なんにも着てないよ！」	裸だと指摘された時、自分が詐欺者たちに騙された、確かに裸だと気が付くのは案外簡単そうです。裸で歩いてみると、案外、正直ものが見つかるかもしれません。
資料	①アサーションプレゼンスライド ②シミュレーションシナリオ読み合わせ ③アサーションシナリオ作成 ④ポケットマニュアル、理不尽な質問への対応 ⑤飲み会のルール：いばらない、人をのしらない、自分ばかりしゃべらない		一生懸命、正しいと思ってやっているのに、間違っていると否定されると、相手が子供でも先輩でも心が乱されます。理不尽な指摘なのか、根拠のある指摘なのか、「なんでそう思うのですか」と聞く前に、相手の言った言葉をチェックバックしてみましょう！相手との距離が測れます。
評価	Good job 報告	Key point：謙卑・謙卑・再謙卑、千杯・千杯・再千杯、距離を縮める言葉	

図6　アサーション研修の研修企画書

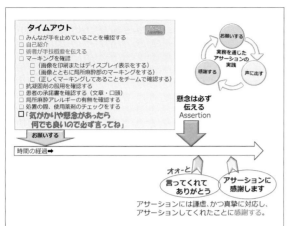

図 7　タイムアウト時のアサーション

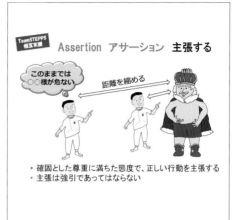

図 8　アサーションが得意な看護師

▶▶ 1．アサーションスライドによる概念説明

　研修の始めにまず、アサーションに必要なチーム STEPPS[3] のツールについて、説明していきます（スライド例：図 7、図 8）。

　CUS（Concern-Uncomfortable-Stop）は声出し介入ツールです。チーム STEPPS 研修ではよく使われるツールですが、臨床現場で Stop を伝えるのは困難です。介入のお墨付きがないし、相手に CUS していることがわからないからです。2 回チャレンジルールは同じことが 2 回言われるので、「あれ、2 回チャレンジされている」と気が付けばいいのですが、サインがわからなければただの大きなお節介です。権威勾配があるなかでは、2 回チャレンジしても、「何しているの」、と邪魔扱いされます。チーム STEPPS のアサーション（主張）は、「確固とした尊重に満ちた態度で、正しい行動を主張する、主張は強引であってはならない」、というものですが、される側に受けとめる心構えが求められます。チーム STEPPS の相互支援ツールはサインがわからない・知識がない・研修をしてないと、うまく使えないツールです。

　チーム STEPPS の相互支援ツールには、2 回チャレンジルール、フィードバック、アサーション、アドボカシー、DESC、コラボレーションというツールがありますが、両者に支援し合う歩み寄りの気持ちがないとうまく使えません。歩み寄りは距離を近づけることですから、チームのメンバーがお互いに歩み寄る、距離を近づける言葉がけが必要で、距離を離す言葉は避けるべきです。自分のことばかり考えて行動していると、チームとの距離間に問題が生じて、チームから見放されることがあります。

▶▶ 2．シナリオを活用したシミュレーション（20 分程度）

　6 〜 7 名の多職種でグループになり、臨床の場面例に対して、シミュレーションしていきます。読み合わせとシミュレーションの簡単な実演を含めて、20 分程度です。実際には 5 例出していますが、ここでは 2 例を紹介します（その他の例 ☺）。

シミュレーション例

例1）2年目看護師Aと5年目看護師Bはクロスモニタリングし合う関係となっています。仕事に先立って看護師Bは「気がかりや懸念があったら何でも良いので必ず言ってね」と伝えました。鎮静中の患者の尿の色が赤黒くなってきたのに対して看護師Aは看護師Bに「アサーションお願いします」と伝えました。

例2）休日、めまいを訴えて受診したトラック運転手にメマリーが処方されました。院外薬局薬剤師は処方箋を持ってきた運転手と言葉を交わした後に、処方医に対して疑義照会を行いました。「メマリーは認知症の薬ですが、この処方で良いですか？」と質問すると、医師は「処方に問題ありません」と答えました。しばらくして、医師はメリスロンとメマリーを間違えて処方したことに気づき、近くにいた看護師に間違いを伝えました。

▶▶ 3．シミュレーションシナリオの作成、演技（約15分）

　シミュレーション例に準じて、各グループで、現場で起こり得るシミュレーションシナリオを作成し、シミュレーションを演技します。離れていた人がチームの一員になるイメージのシナリオを意識してもらいます。

▶▶ 4．作成シナリオの分析（約10分）

　作成したシナリオの言葉、行動、態度・姿勢の距離分析し、チームの一員としての責任を評価します。

　距離分析では、それぞれの言葉、行動、態度・姿勢について、チームとの距離を縮める・距離を保つ・距離を測る・距離を離す、のいずれに該当するかを考えます（図9）。支援し合うチームを目指すなら、これらは常に気にかける必要があります。

▶▶ 5．研修の振り返り（スライドを見て意見交換）

　書籍『Teaming』によれば、リーダーが行うべき行動とは距離を縮める言動であり、シミュレーション例1）の「気がかりや懸念があったら何でも良いので必ず言ってね」という発言もこれにあたります。例2）の医師の「処方に問題はありません」は距離を

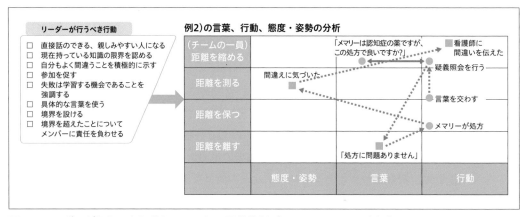

図9　リーダーが行うべき行動とチームとの距離分析（シミュレーション例2）

（チームの一員） 距離を縮める	なごみ　気づき　感謝　歩み寄り　謙虚、かつ真摯　謙卑 メンタルモデルの共有 one team　主体的	「必ずアサーションしてください」 「アサーションさしてください」「血糖 39 です」「ありがとう」 「気がかりや懸念があったら 何でも良いので必ず言ってね」 「よろしくお願いします」 「もう少し詳しく教えてください」 「裸だ」「アサーションお願いします」 「良いですか?」「今、何時」 「すいません」「もしもし」	クロスモニタリング　ハグ　支援 タイムアウト　言葉を交わす 疑義照会する　間違いを伝える Two challenge 介入する　参加する
距離を測る	つぶやき		指さす「指示する」相談 繰り返す 3-4 回チェックバック
距離を保つ	静かに立ち去る あいまい	「何しているの」 「なんでそう思うのですか」 「あとでゆっくり教えてください」	そこに留まる 保留　あとまわし 着かず離れず
距離を離す	見放なす　自分のことばかり 独占　無視 拒否　憎しみ	「今忙しいから後にして、 他の人にお願いして」 問題ありません	構わず立ち去り いばる　ののしる　嫌う
	態度・姿勢	言葉	行動

図 10　チームとの距離を測る言葉、行動、態度・姿勢

離す言動で、それによって事故が発生したことになります（前出図 9）。相手に対する尊重がなく、偉そうにしていて、謙卑をまったく感じません。

研修実施のポイント

　例 2）のようにリーダーが言葉、行動、態度・姿勢のいずれにおいてもチームから距離をおいている場合、フォローワーも真にチームには入れないし、チームの活性化はなされないことをシミュレーションの演技を通して経験してもらいます。

　目指すは言葉、行動、態度・姿勢のいずれにおいてもリーダーもフォローワーもともに、チームからの距離を縮めるように配慮することです。それぞれの特徴をまとめた図 10 を示すことで、権威勾配を緩やかにして、一番上位者が主体的に現場に出てチームメンバーとの距離を縮める声かけをする、チームのメンバーが距離を離す振る舞いを避ける、そうすれば、チームが学びの場になることを知り、隣にいる人がチームメイトであり、距離を縮める声かけを、まずは挨拶などから始めるとよいことを理解してもらいます。

　発生した事故を分析する時、チーム内での言葉、行動、態度・姿勢に注意して振り返るとチーム医療不全が事故の原因となっていることがわかります。チーム作りの土台が出来れば、日々の学びの場、チーミングが動き出し、ますます、チームメンバーの距離が縮むことが期待されます。チーミングの中でこそ、チーム STEPPS の EP（enhanced performance）、PS（Patient Safety）がなし得るものと期待しています。

受講者の反応・成果、今後の課題

　上司が心理的安全性について理解していないと、部下は耐えられません。だんだん、主体的に動くことに限界を感じます。そして、ハイパフォーマーが去っていきます。

　反対に、心理的安全性が確保されているのに、主体的に動かないのは一般に体調が悪いか、やる気がないかです。心理的安全性は、相手を尊重すること、自分より相手が優れていることを認めること、謙卑が備わらないと確保できません。

　また、本当は優秀な人が、自分の仕事を増やしたくないために意図的に心理的安全な場を作らないようにしている場合もあります。その人たちにとっては、ハイパフォーマーが増えると自分の負担も増すことを知っていて、心理的安全な場を制御していることがあるのです。

　病院の上位者に心理的安全性を確保するのにどうしますかと質問した際に、飲み会を増やすと言う意見が多くありました。謙卑の壁は千杯で破る方が得策かもしれません。

■■■参考文献
1) Amy Edmondson Teaming. How Organizations Learn, Innovate, And Compete In The Knowledge Economy Jossey-Bass, 2012.
2) エイミー・C・エドモンドソン著. チームが機能するとはどういうことか　Teaming：「学習力」と「実行力」を高める実践アプローチ. 東京, 英知出版, 2014.
3) Amy Edmondson: Building a psychologically safe workplace TEDxHGSE
   https://www.youtube.com/watch?v = LhoLuui9gX8
4) 渡邊正志. 医師を巻き込む「アサーション・プリーズ！」医療安全全国共同行動. いのちをまもるパートナーズ. 医療安全レポート. No.6（9）, 2017-9.
5) TeamSTEPPS®. National Implementation. Agency for Healthcare Research and Quality. http:teamstepps.ahrq.gov
6) 渡邊正志ほか. 手術室における医療安全　多職種チーム医療に求められるコミュニケーションスキル　TeamSTEPPS から学んだもの. 日本臨床麻酔学会誌. 37（1）. 2017, 88-96.
7) 渡邊正志ほか: TeamSTEPPS とは何か　チームで取り組む医療安全文化の醸成. 看護展望 39（12）, 2014, 1046-1055.

「院内暴力についてみんなで考えよう」院内研修

京都大原記念病院グループ 医療法人社団行陵会 京都大原記念病院

花畑栄子、田北和代、久枝浩貴

取り組みの背景

　当院は回復期リハビリテーション病院で、主に脳血管疾患、整形外科疾患の患者が、リハビリテーション目的で入院してこられます。患者は、高次脳機能障害や認知機能障害が原因でケア時に混乱を起こし、看護師や介護士に、たたく、かみつく、ひっかくなどの暴力をふるうことがあります。当院では、これらの暴力は年間2〜3件発生しています。このような患者の混乱による暴力は軽い負傷を負う程度ですが、過去には心因的外傷を残すケースもありました。以下は、当院で実際にあった事例です。夜勤帯で患者がスタッフステーションを訪れ、「うるさい」と暴言を吐き、そこにいたスタッフに水をかけ、土下座を強要し、スタッフステーションに籠城し、脅し続けるということがありました。このとき、夜勤だったスタッフは「どう対応していいかわからなかった」と言っていました。

　当院では、危機管理室、医療安全委員会作成の院内暴力対応手順があります。院内暴力が発生した場合には、『身体的暴力発生時対応フロー』に基づいて、①管理者に報告、②管理者から主治医・患者家族・医療安全担当者・看護介護部長、③主治医から病院長、④医療安全担当者から事務長へと報告されます。暴力を受けた被害者には、上司による精神的ケア、危機管理委員会による被害届の介入、専門職のカウンセリング等速やかに対応するようにしています。院内事故報告書のレベル分類が4以上になれば、臨時危機管理委員会が開催されます。

　また、個人が緊急に応援あるいは助けを呼ぶために、職員全体に「緊急用呼子笛」をもたせています。

　今回、院内研修を実施した動機は、先にあげた当院の院内暴力発生時に、看護職のみでなく多職種がどう動いたらいいのかがわからなかったということを、何とかしたいと考えたからです。私たちは院内暴力が発生した際、看護師を含め多職種の具体的対応ができるようになることを目標とした研修が必要であると考えました。

研修・実践内容

対象者：病院内全職員

日　時：2日間　①11月2日　②11月18日　17時30分～18時30分

　　　　　・同一内容で、どちらかに参加すればよいこととしました。

　　　　　・医師対象に11月15日、同一内容の講義を行いました。

テーマ：「院内暴力について考えよう」

研修目的：①暴力の定義と背景を知り、組織全体、全職員が包括的暴力防止対策を学び、院内マニュアルの理解を図ることを目的とする

到達目標：①暴力の定義と背景を知ることができる

　　　　　②患者・家族からの暴力の被害実態を知ることができる

　　　　　③グループワークによる院内暴力発生時の具体的対応方法を考えることができる

　　　　　④院内医療安全マニュアルの暴力指針を理解することができる

方　法：講義とグループワーク（図1）

講義内容：1）院内暴力の分類

　　　　　2）暴力の定義と背景（身体的暴力、精神的暴力）・悪質クレームとは何か

　　　　　3）対応方法：一般クレームと悪質クレームでは対応が違う。悪質クレーマーからくり返しの被害を受けないために、悪質クレーマーを同定し早期に対応する。患者、家族からの悪質クレームの対応で1時間以上要した場合には、威力業務妨害に該当する可能性があり早急に対策を講じる。悪質クレームは十分に話を聞けば解決するものではなく、かえって要求をエスカレートさせてしまうため、時間を決めて対応することが重要である

　　　　　4）暴力の被害実態：平成19年度～21年度の日本学術振興会 科学研究基盤研究Cで収集した看護師が、患者暴力の被害実態など件数、内容を発表

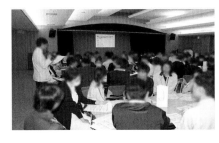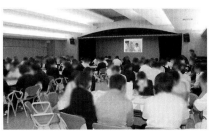

図1　研修会の風景

5）事例検討（グループワーク）

（事例は公益社団法人京都府看護協会主催「医療安全管理者養成講習会」、講師：三木明子氏が用いていたものを使用した）

院内暴力の事例

- 今日の受け持ちは新人看護師の私だった。大声を出しているから何とかしなければいけないという思いと、先輩看護師に（あなたが行きなさいよ）というような冷たい視線を受け、おそるおそる 1 人で近づいて声をかけた

- その瞬間、拳骨で頬を殴打された。眼鏡は飛び、頬は青く腫れ上がった

- 先輩看護師とプリセプターからは一言もかけてもらえなかった。殴られたとき、そのあとも怖くてしかたなかった

- 師長から病院受診は勧められなかった。自分からも言い出せなかった

- 師長に報告書を出すように指示された。誰からも声をかけてもらえず、自分で顔を冷やし、泣きながらやっとの思いで報告書を書き上げた

- 報告書を読んだ師長は、「あの患者さんはイライラすると暴力をふるうのがわかっているのに何で不用意に近づいたの？」「なぜ 1 人で対応したの？」と矢継ぎ早に指導を受けた

- その日は、結局そのまま働き続け病院受診ができなかった

- 次の日からは、青あざになった顔を化粧でごまかし、つらい思いを押し殺して仕事を続けた。夜になるとそのときの光景を思い出し、動悸で眠れなかった

- 申し送りでは暴力行為があったことが報告されたが、カンファレンスを開くわけでもなく、何も変わらず日々が過ぎた。誰に相談したら聞いてくれるだろう、こんな職場にはいられない

　このシナリオを用い、医療安全委員会のメンバーが演者になり完成度を上げるために情報管理システム課が入り動画作成を行いました。動画作成には、実際の病棟スタッフステーションや廊下、ホールなどを使いました。研修では、この動画を見た後グループワーク行いました。

　グループワークで話し合う内容：①動画の中でもっとも望ましくない行為を行ったものを順番に並べ、その内容を列挙してもらいました（①師長、②先輩看護師、③プリセプター、④患者、⑤新人看護師）。

グループワークの結果（望ましくない行為の順）

①師長：責任者としての対応が望ましくない。新人看護師は身体的精神的外傷を受けているがそこのフォローがなく報告書の記載を指示したのみであった

②先輩看護師、③プリセプター：新人看護師を興奮している患者のもとへ 1 人で行かせ、後で声かけなどもなく冷たい対応であった

④患者：暴力はどんな理由があっても行ってはいけない。⑤番目の新人看護師は被害者である

その他の意見として、最も望ましくない行為の一番目に新人看護師をあげたグループの理由は、新人看護師が興奮している患者の対応を理解できていない中、1人で対応していることでした。また、一番目に先輩看護師・プリセプターとあげたグループの理由は、新人看護師に対して冷たい、支援がないということをあげていました。一番目に患者とあげたグループの理由は、どんな事情があっても暴力は行ってはいけないからということでした。

私たちが医療安全管理者養成講習会で学んだ解答としては、1. 師長（責任者として組織的対応が必要）、2. 患者（暴力は絶対に行ってはいけない）、3. 先輩看護師（冷たい視線を送り新人看護師にプレッシャーを与え、1人で対応させている）、4. プリセプター（新人看護師への配慮ができていない）、5. 新人看護師（被害者）の順番でした。この解答は、三木明子氏は「正解はない」と言われていましたが、グループワークの最後に提示しました。

研修実施のポイント

- 「医療従事者は、暴力を容認する、日常的に暴力に慣れているという組織風土がある」といわれているため、まず暴力を容認する風土を払拭することを理解してもらうことを強調しました。
- 看護、介護職のみならず、普段患者のベッドサイドに行くことのない病院職員を含む全職種を推奨しました。
- グループ分けは、さまざまな意見が出るように、職種が偏らないようにしました。
- グループワークには、ファシリテーターを置き、自由な意見が多く出るように、否定的にならないように、受容的な対応を心がけました。

受講者の反応・成果、今後の課題

受講者の反応と研修後のアンケート結果

研修参加者は、2日間で195名（医師1名、看護師64名、介護職12名、セラピスト87名、栄養士5名、検査技師1名、MSW6名、職種無回答者・職種不明19名）でした。

研修後のアンケート結果では、「研修に満足できた」「大体できた」は97%（図2）、院内暴力について、「理解できた」「大体理解できた」は97%（図3）、「今後の業務に生かすことが「できる」「大体できる」は93%（図4）と高い結果が得られました。具体的な声として、「院内暴力について対策を知った上で仕事をすることと、知らないのです

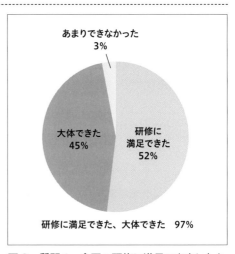

図2　質問1　今回の研修に満足できましたか

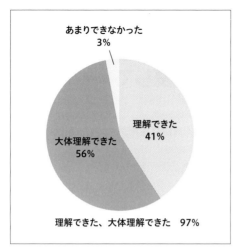

図3 質問2 院内暴力について理解できましたか

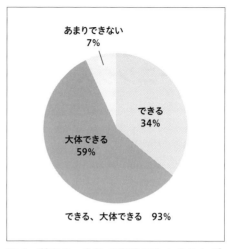

図4 質問3 今後の業務に生かすことができますか

るのは違う」「暴力を未然に防ぎ被害者、加害者を生まない」などの意見がありました。この研修には、病院幹部および危機管理室、警察OB職員も参加しており、後日、出席率の低かった医局の医師へも講義を行うことになりました。

研修の成果

　研修実施後も、職員に対しての院内暴力のリスクは変わらない状況です。しかし、研修後、職員の初期対応に変化がみられるようになりました。暴力を容認するのではなく、必ず管理者への報告が徹底されてきました。また、病棟管理者の対応も迅速となりました。病棟管理者も自分で抱え込むことなく、身体的暴力発生時フローにのっとって、各部門に情報が伝達共有され、全職種で対応するようになりました。また、情報の伝達共有対応が迅速になりました。

今後の課題

　今回、私たちは院内暴力発生時の対応について研修を実施し、院内の対応方法が良い方向に変化しました。しかし、院内暴力がなぜ起こったのかについての分析が充分になされていないのではないかという思いもあります。

　当院には、人生の途中で疾患や外傷により障害をもち、リハビリテーション目的で入院してくる患者が多くいます。治療として積極的なリハビリテーションが行われますが、患者が障害を受けた現状を受け入れられているわけではありません。そんな患者のつらい思いや、いら立ちを暴力という形で表現しているのかもしれません。その思いに気づけない私たち医療従事者の言動が引きがねになっているかもしれません。

　私たちは院内暴力の原因を探り、その原因に対応できるような看護実践をしていくことと、そんな看護ができる看護師の育成が今後の課題だと考えています。

医療安全管理研修eラーニング2年目の試み
eラーニングステーションを開設して

奈良県立医科大学附属病院 医療安全推進室 医療安全管理者 看護師長

霧下 由美子

取り組みの背景

　特定機能病院は、全職員に年2回以上の医療安全管理研修受講が義務づけられています。当院では医療薬品安全管理研修や医療機器安全管理研修を含め、年11～13回17時30分から45分～60分時間の研修会を開催し、未受講者にはDVD貸出を行ってきました。しかし、DVD貸出では視聴の確認や理解度などを評価することが難しいことから、DVD貸出を廃止し習熟度の判定ができるeラーニングを2017年4月から導入しました。しかし、研修会とeラーニングの合計受講率は2017年度においては95.2％にとどまりました。eラーニング受講率向上のため問題点を抽出し、2年目の新たな試みとしてeラーニングステーションを開設しました。

研修・実践内容

　eラーニングは市販製品を導入しています。現在、eラーニングには全部で80コースほどありますが、当院ではその中から必須コースを含めた6コースの受講で、集合研修1回分とカウントすることにしました。必須コースは3コースとし、その他は組み合わせ自由としました。必須コースは、「臨床倫理総論」「インフォームド・コンセントと診療辞退」「プライバシーと守秘義務の倫理」とし、年度ごとに設定を変更する予定としました。また、コースにより視聴時間が5分程度から30分程度とばらつきがあるため、eラーニングの受講時間が必須コースを含めた6コースで約45～60分となるようにしました。

　eラーニングの受講案内は、医療安全推進室からのレターや電子カルテのホームページ、院内メールで広報しました。その結果、2017年度のeラーニング受講者は全職員2,309名（当事）中689人、合計7,066コースでした（図1）。職種は、医師が43％、看護師46％、その他は技師や事務員が受講していました（図2）。特に、集合研修に時間的な問題で受講が難しい医師や看護師、非常勤職員が多く受講していました。

　そんな中、職員からの問い合わせもあり、いくつかの問題点が明らかになりました。主な問題点として以下の2点が考えられました。

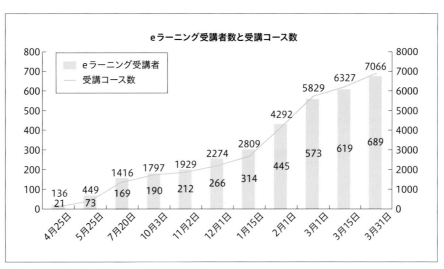

図 1　2017 年度 e ラーニング受講状況

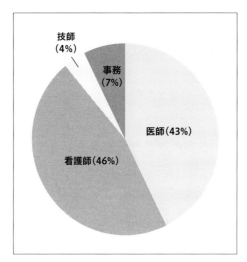

図 2　職種別利用率

① 自宅では育児や介護もあり、勤務時間内しか受講する時間が確保できない
② パソコンやスマートフォンを所有していないため、インターネット環境がなく e ラーニングができない

研修実施のポイント

　上記の 2 点の問題点を踏まえて、私たちは、2018 年度は勤務時間内に e ラーニングができる環境を提供するため、e ラーニングステーションを開設しました。 e ラーニングステーションの利用方法は以下の通りです。
　① 月曜日から金曜日までの 1 週間、11 時から 14 時まで研修室を開放

② 研修室にはパソコンを10台設置

③ 受付は電話での事前予約（当日予約も可能）

④ 30分単位で可能な範囲まで予約可能

　eラーニングステーションの開設案内は、医療安全推進室からのレターや電子カルテのホームページ、院内メールで広報しました（図3、4）。

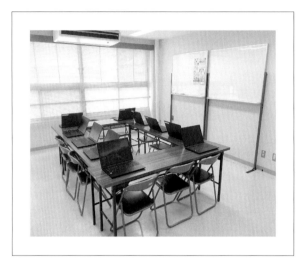

図3　eラーニングステーション

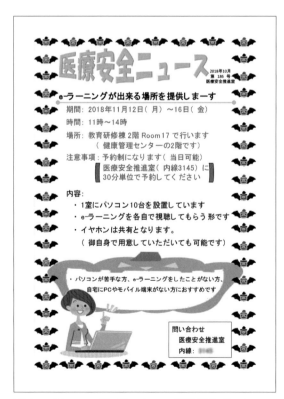

図4　eラーニングステーション開設案内ポスター

受講者の反応・成果、今後の課題

　利用者は、契約職員（常勤ではない職員）が 1 名 1 回 30 分と常勤医師が 1 名 2 回各 60 分で少数にとどまりました。その要因として期間を限定したこと、事前予約制にしたこと、病院敷地内ですが離れた棟に設置したことなどが考えられました。しかし、利用者はこれまでの集合研修だけでは受講できない職員であり、次年度も引き続きしてほしいとの要望がありました（図 5）。

　e ラーニングは、勤務形態が多様化している当院にとって有用です。しかし、先述した 2 点の問題点からわかるように、一部の職員にとっては活用できない状況であることを理解し、その環境を整えるため、e ラーニングステーションを開設したことは有用であったと考えます。

　今後は、現在我が国で推進している働き方改革を見据え、時間内であれば使用日時を限定せず、いつでも利用可能にできるなど、e ラーニングステーションをより充実・発展させていきたいと考えています。

当院での今年度の研修状況

　新型コロナウイルス感染症拡大に伴い、17 時 30 分から開催していた研修会をすべて中止とし、e ラーニングのみに変更しています。

　研修会を予定していた内容は、院内・院外講師ともにご協力を得てビデオ撮影し、この e ラーニングシステムに施設独自コースとして搭載しています。

　現在、市販品の e ラーニングは 96 コースまで増えており、施設独自コースと合わせると 100 コースとなっています。今年度はその中から課題コースとして 4 コース、施設

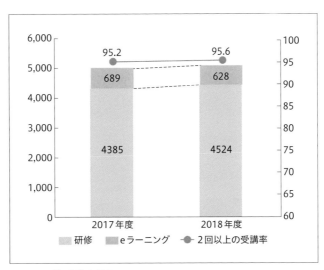

図 5　研修受講者状況

独自コースとして7コースを設定しました。今後施設独自コースはもう少し増える予定ですが、職員には課題コース・施設独自コースの中から2コース選択して視聴していただいています（テスト含む）。また課題コースはどのコースを選択しても45分程度となっており、2021（令和3）年3月末までが視聴可能となっています。

　7月末時点の全職員数は2,591人、受講者は1,147人、合計2,636コースです。

　現時点の評価は、今年度、医療安全管理研修をeラーニングのみに変更したことで、昨年度まで研修会への参加のみでeラーニングを使用していなかった職員にも、今年度は視聴していただくいい機会となりました。職員からは「時間外に残らなくてよくなった」「いつでも自分の空いた時間で視聴できる」「自宅のほうが集中できる」といった意見が聞かれています。

　各自が課題コース2つ以上の受講100％を目指して、促進していきたいと思います。また、次年度においてもwithコロナの社会状況を鑑みて、eラーニングの活用がますます高くなると考えています。

医療安全研修資料・おすすめ教材集 (執筆者による)

■医療安全管理者の業務指針および養成のための研修プログラム作成指針．医療安全管理者の質の向上のために，厚生労働省医政局総務課 医療安全 推進室　2020 年 3 月改定．
(https://www.mhlw.go.jp/content/10800000/000613961.pdf)

平成 30 年度の厚生労働科学研究『今後の医療安全管理者の業務と医療安全管理者養成手法の検討のための研究』(研究代表者：宮崎久義〔日本医療マネジメント学会 理事長〕) における報告書の提言内容や、平成 19 年以降の医療安全に関する動向等を反映させ、前回作成の指針を改定した資料です。

■ KYT イラストダウンロード．学研メディカル秀潤社．
(https://gakken-mesh.jp/info/static/kyt)

演習用にイラストがダウンロードできます。

■教材付き専門誌　『病院安全教育』．日総研

教材付きの専門誌（隔月刊誌〔定期刊行物・会員制〕) で、医療安全研修の参考になります。

■中田尚子．教材付き専門誌 『病院安全教育』．6、7 月号、日総研、2016．

最近の研修は講義形式のみだけでなく、体験型学習方法（グループ演習・ロールプレイなど）に親しむ機会が増えています。「楽しかった」だけでなく、受講者に気づきを与え、行動を変容し、医療安全文化を醸成することが重要です。研修企画・運営側の知識・技術の向上やファシリテーター育成が課題となります。

■阿部幸恵．看護のためのシミュレーション教育　はじめの一歩ワークブック 第 2 版．東京、日本看護協会出版会、2016、116p．

シミュレーション研修を実施するために必要な基礎知識がとても分かりやすく解説されています。シナリオの作り方、準備や指導のコツなど基礎だけでなく、失敗しやすい点や工夫点など写真やイラストもいっぱいです。

■阿部幸恵編著、1 年で育つ！　新人 & 先輩ナースのためのシミュレーション・シナリオ集．東京、日本看護協会出版会、2014、176p．

シミュレーション研修の企画、準備に土台になってくれる本です。必要な基礎知識や研修の流れ、デブリーフィングガイドなど細かく記載されています。春・夏・秋・冬と分かれており、研修シナリオも多彩です。

■渋谷美香．はじめての教育委員：研修企画のキホン．東京、日本看護協会出版会、2010、120p．

この本は、認定看護師教育課程での実習病院の指導者から推薦された 1 冊です。研修会を企画するときに、「本当にこの研修が必要か？」と、目的や対象などを再確認するとき、研修会の内容を客観的に見直すときに活用しています。

■ ACLS 大阪ワーキンググループ 編．太田育夫ほか．二次救命処置コースガイド：改訂第 4 版 JRC 蘇生ガイドライン 2015 準拠．大阪、大阪府医師会、2016．

救急蘇生法に関するコンセンサスに基づいて作成されています。学習目的やトレーニングポイントが写真つきで詳しくまとめられていますので、実際的な蘇生技能を身につけるだけでなく、自己評価にも役に立っています。

三 索 引

監修・著者一覧

監　修

日本医療マネジメント学会

坂本 すが　　日本医療マネジメント学会医療安全委員会委員長 / 東京医療保健大学 副学長

著　者（目次掲載順）

渡邊正志　　東邦大学医療センター大森病院 医療安全管理部

黒川美知代　武蔵野赤十字病院 看護師長

髙橋静子　　医療法人鉄蕉会 亀田総合病院 医療安全管理室

朝倉加代子　社会医療法人財団白十字会 佐世保中央病院 元医療安全管理部 次長

本田順一　　社会医療法人雪の聖母会 聖マリア病院 医療の質管理本部

伊東貴美代　社会医療法人雪の聖母会 聖マリア病院 医療の質管理本部 医療安全専従看護師

下川さえ子　社会医療法人雪の聖母会 聖マリア病院 医療の質管理本部 医療安全管理者

泉　敦子　　独立行政法人労働者健康安全機構 愛媛労災病院 医療安全管理者

荒井惠子　　独立行政法人労働者健康安全機構 愛媛労災病院 看護部安全対策委員長

飯田　恵　　京都大学医学部附属病院 看護部

福村宏美　　京都大学医学部附属病院 看護部

荒木尚美　　京都大学医学部附属病院 看護部、医療安全管理部

山本　崇　　京都大学医学部附属病院 医療安全管理部

松村由美　　京都大学医学部附属病院 医療安全管理部

里吉浩子　　トヨタ記念病院

池田　公　　独立行政法人地域医療機能推進機構 中京病院 医療安全管理室

中野　妙　　独立行政法人地域医療機能推進機構 中京病院 医療安全管理室

野々垣喜徳　独立行政法人地域医療機能推進機構 中京病院 放射線部

朝野隆之　　聖マリアンナ医科大学 消化器・一般外科 講師

瀬上航平　　聖マリアンナ医科大学 消化器・一般外科 助教

大坪毅人　　聖マリアンナ医科大学 消化器・一般外科 教授

寺尾直子　　医療法人財団滋強会 松山リハビリテーション病院 医療機能管理室（医療安全・感染対策）医療安全管理者、感染管理認定看護師

川根美智子　　　地方独立行政法人 明石市立市民病院 看護部

森田典子　　　　東邦大学医療センター大森病院 医療安全管理部

降旗理恵　　　　東邦大学医療センター大森病院 医療安全管理部

山野靖子　　　　公立大学法人大阪 大阪市立大学医学部附属病院 看護部 安全対策委員会 副師長

市村由紀乃　　　公立大学法人大阪 大阪市立大学医学部附属病院 看護部 安全対策委員会 師長

荒井文恵　　　　公立大学法人大阪 大阪市立大学医学部附属病院 看護部 安全対策委員会 副師長

中西麻美　　　　公立大学法人大阪 大阪市立大学医学部附属病院 看護部 安全対策委員会 副師長

太田麗子　　　　公立大学法人大阪 大阪市立大学医学部附属病院 看護部 安全対策委員会 副師長

大河内　香　　　公立大学法人大阪 大阪市立大学医学部附属病院 看護部 副部長

花畑栄子　　　　京都大原記念病院グループ 医療法人社団行陵会 京都大原記念病院

田北和代　　　　京都大原記念病院グループ 医療法人社団行陵会 京都大原記念病院

久枝浩貴　　　　京都大原記念病院グループ 医療法人社団行陵会 京都大原記念病院

霧下由美子　　　奈良県立医科大学附属病院 医療安全推進室 医療安全管理者 看護師長

医療安全 BOOKS 9

医療安全研修テーマ・実践例集—研修が活性化する計画から実施のコツまで

2020年10月20日　第1版1刷

監　修　日本医療マネジメント学会
　　　　坂本 すが

発行者　長谷川 素美
発行所　株式会社メディカ出版
　　　　〒532-8588
　　　　大阪市淀川区宮原3−4−30
　　　　ニッセイ新大阪ビル16F
　　　　https://www.medica.co.jp/

編集担当　粟本安津子／利根川智恵
編集協力　猪俣久人／中島亜衣
装　　幀　クニメディア株式会社
印刷・製本　日経印刷株式会社

ISBN978-4-8404-7248-7　　　　　　　　　　　　　　Printed and bound in Japan

当社出版物に関する各種お問い合わせ先（受付時間：平日9：00〜17：00）
●編集内容については、編集局 06-6398-5048
●ご注文・不良品（乱丁・落丁）については、お客様センター 0120-276-591
●付属の CD-ROM、DVD、ダウンロードの動作不具合などについては、デジタル助っ人サービス 0120-276-592